最高のがん治療、最低のがん治療

〜日本で横行するエセ医学に騙されるな！〜

大場　大
Masaru Oba

JN099740

はじめに

　新型コロナウイルス感染症という未曽有のパンデミックが発生し、現在もなお新たな流行の兆しが払拭されない日常が続いています。皆さんにとっても身近なリスクであるからでしょう。現在、医学の話題といえば決まって新型コロナウイルス関連の話ばかりがワイドショーやSNSを賑わせています。真っ当な情報も中にはあるにせよ、根拠のないものがあふれ、言い切り型のコメンテーターの垂れ流し、数字やエビデンスを歪曲して都合のよい話にすり替えるエセ専門家の台頭、医師でありながらトンデモ情報を流布する愚行などが目に余ります。それらを目にすると、さすがに、直感的に感情を揺さぶられるような聞こえのよい医学情報には批判的な吟味が必要だと実感される方は少なくないはずです。

　当時、著名人らが宣伝に奔走し、特効薬として国家をあげての狂騒をみせたアビガン（一般名ファビピラビル）も、今はどこ吹く風。米国の規制当局では有効性どころか安全性すら危ぶまれている抗寄生虫薬イベルメクチンを東京都医師会会長が推奨する始末。これらの事例だけでも、政府や医師会を含めて、サイエンスの欠如や医学リテラシー水準の低さを露呈してしまいました。

では、新型コロナウイルス感染症よりも専門的かつ深刻な病で、生涯罹患リスクが2人に1人という身近な「がん」について、情報コントロールの質はどの程度かというと、まだまだ未熟だと言わざるをえません。これは個人のみに向けられた話ではなく、国家、社会、自治体、そして同じ医学業界に対しても同様に言えることです。その結果として、この国は、世界でいちばんと言っていいほど、エセ医学や詐欺的医療が蔓延しやすい土壌となってしまいました。しかも、法的整備は期待薄のままです。

従来型の「沈黙は美徳」を破り、最近では専門医師たちが現場から声をあげるようになってきたおかげで、以前よりはそういったことに対して批判的な吟味ができる方たちが増えてきたように思います。そうは言っても、金儲けをしたい当事者らはあの手この手と策略を練りながら、なかなか手綱を緩めてはくれません。

もうひとつ懸念があります。昨今よく聞かれるようになったフレーズ「標準治療はベストな治療」。これまでそう訴え続けてきた当事者のひとりですが、慎重な解釈が必要です。なぜならば、それは「根拠のない治療」の対義を示した概念にすぎず、標準治療の「実践(プラクティス)」まで考えると、選ぶ病院、選ぶ医師によって標準治療でも「質の格差」

が存在するからです。したがって、標準治療を受けさえすれば、患者さんは安心、満足が必ず得られるのかというと、決してそうではありません。下手に標準治療をされると、不利益にしかならない場合もあるでしょう。さらには主治医との信頼関係も重要な話となってきます。

医療者側の立場を越えて俯瞰すると、患者さんにとって最も大切なことは、診察室や病院を出たあとの生活、人生においていかに幸福を見いだせるかだと思います。それをサポートしてくれる最高の治療と出合えるかどうか、あるいは選択できるかどうかを決めるうえで、やはり個々でリテラシーを研磨しておく必要性がありそうです。

本書の目指すところは、いろいろな切り口で現場にあるさまざまな問題を明らかにしながら、医学の進歩とともに氾濫する情報を少しでも取捨選択しやすく、患者さんにとって真に有益で安心できる医療とは何かを、読者の皆様に共有していただくことです。

はじめから冗長になってしまいましたが、一人でも多くのがん患者さんの不安や心配をなくし、少しでも幸せな楽しい日々を過ごすことができますよう、本書がほんの少しでもお役に立つことができれば幸いに思います。どうぞ最後までお付き合いくださいませ。

第1章　そもそもがんとは何ですか？

Q がんとは何ですか？

A がんはさまざまな外的または内的要因によって遺伝子に生じた異常の積み重ねです

5人に1人ががんで死亡する

厚生労働省からの最新報告（令和2年人口動態統計月報の概況）によると、昭和56年以降、日本人の死因の第1位は断トツで悪性新生物（主にがん）となっていて、死亡率は右肩上がりに上昇を続けています（図1）。ここでいう死亡率とは、人口あたりの年間で死亡する割合を指しています。現在では、がんで亡くなる人は年間40万人近くに迫り、全死因の3割近くを占めています。さらに注視すべきは、**生涯のうちでがんで死亡する確率は、男性は4人に1人、女性は6人に1人**、がんになる確率は、男性で65％、女性で50％。よ

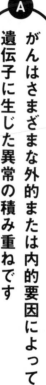

図1　主な死因別にみた死亡率の年次推移

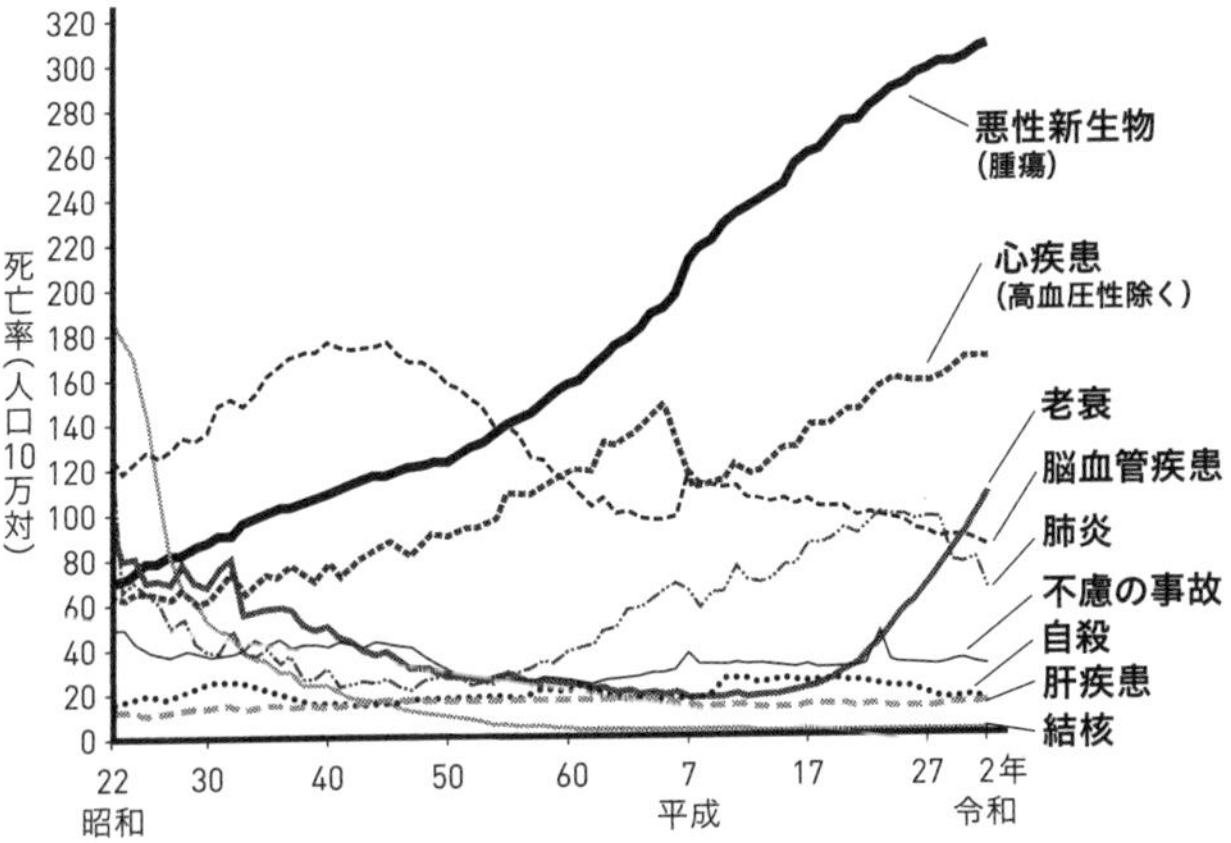

く言われるように、２人に１人ががんに罹るというリスクを誰しもが有している、とても身近でかつ厄介な疾患だといえるでしょう。

実際に死因リスクがより高いがんとは何かを、最新の統計データ（国立がん研究センターがん情報サービス）から引用してみますと、男性では、１位・肺がん、２位・胃がん、３位・大腸がん、４位・膵臓がん、５位・肝臓がん、女性では、１位・大腸がん、２位・肺がん、３位・膵臓がん、４位・乳がん、５位・胃がん、となっています。

ただし、重要なポイントがいくつかあるのですが、例えばかつては胃がん大国と言われていた日本ですが、胃がん検診としての胃内視鏡検査（胃カメラ）やヘリコバクター・ピロリ菌の除菌治療の普及によって、胃がん死亡者数は減少傾向にあります。それでも、全体の死因ではまだ3位の疾患です。一方で、精密検査が対策型として行き届きにくい**大腸がん、膵臓がんの死亡者数が急ピッチで増加している**ことが、一般的にあまり認識されていないような気がします。

とりわけ、膵臓がんという言葉のもつ深刻さは頭ではわかっていても、まさか自分自身に訪れるような病気ではないという、どこか他人事のように思われているフシがあるのではないでしょうか。ところが、おそらくは今後も膵臓がんに罹る患者数は増加し続けるでしょう。**「難治がん」の代表格とされている膵臓がんが非常に身近なリスクになっている**ことは知っておく必要があります。

そうはいっても、このような病気について、ふだんからある程度理解し、具体的かつ建設的な議論のできる方はどれほどいるでしょうか。ひとたび、自身が、あるいは身辺で大切な方が進行がんに罹ってしまった場合、質の高い情報をしっかり共有し、冷静に最善の治療選択や意思決定ができるような準備は必ず必要になってくるはずです。

昨今の情報化社会を象徴するインターネットメディア、SNSなどの空間では、むしろエセ情報やインチキのほうが優勢であり、そのような場から正しい解を得るほうが難しいともいえるでしょう。本書が、**がんリテラシー（情報を正しく吟味し、重要な選択や意思決定に活用する力）**を育むための一助になれば幸いです。

確実視されている外的要因

さて、まずはがんという病気自体について論じたいと思いますが、切り口がたくさんありますので、まずは生物学的な観点から、できるかぎり平易な言葉で説明します。より専門的な事項をお知りになりたい読者は、医学専門書をご参照ください。

がんは、ヒトの遺伝子群や細胞内の核に存在する染色体にさまざまな外的あるいは内的な要因によって傷がつけられ、それらが何かの拍子で修復されずに損傷したままの異常が、年月をかけて蓄積されることで形を現したものです。ちなみに、昨今よく聞かれる「ゲノム」という言葉は、遺伝子と染色体を掛け合わせてつくられた用語です。ゲノム医療については、また別の項で触れたいと思います。

遺伝子はＤＮＡ（デオキシリボ核酸）で構成され、ＤＮＡには人体をつくるタンパク質の合成に必要な設計図が含まれています。遺伝子へのキズのつきやすさ、実際に受けたキズ修復の不具合、がん化するまでのスピードなどは、ヒトによってみな異なります。ヒトの性格や顔と同様に個人差や多様性があるわけです。それに関与している影響として「遺《い》伝《でん》子《し》多型《たけい》」と呼ばれるものがあります。わかりやすい例でいうと、血液型がヒトによって異なるのも一種の遺伝子多型といえます。お酒を飲むと、すぐに赤くなる人とそうでない人も同様な話です。

時々、ヘビースモーカーの著名人で、ご自身が健康を長年維持しているからという理由で、喫煙はむしろ健康維持にいいかのように肯定する言説がみられます。おそらくは、たばこ産業メーカーとの利益相反があるのでしょうが、それは、自分さえよければいいというエゴイスティックな論理で、一般化できる話ではありません。**喫煙は「確実」な外的発がん（がんの発生）危険因子**です。発がんに至るまでのプロセスは何かひとつが原因という単純なものではなく、**外的な要因と内的な要因が複合的に重なり合って、それらの程度問題に依存**しています。前述した「遺伝子多型」も密接に関係してきます。

したがって、通り一遍に「がんの原因とは何か？」を論じるのが難しいことがおわかりだと思います。と同時に、「〇〇でがんを防ぐ」「△△でがんが消えた」という言い切り型のフレーズで片づけられる話は「胡散くさい」と考えていいでしょう。詳細は後述しますが、がんという病気が成り立つには複雑なメカニズムが働いていて、ひとたびできてしまったがん病巣を覗いてみると「多様性《たようせい》」「不均一性《ふきんいっせい》」という特徴をもっています。なので、がんという病気に対して、わかりやすい単純化した話や言い切り型の明快な情報を聞いた場合は、まずは批判的になるべきです。

喫煙や飲酒に代表される外的なリスク要因について、日本人を対象とした研究成果や科学的根拠（エビデンス）の詳細は、国立がん研究センターがん対策研究所予防関連プロジェクトのホームページ（https://epi.ncc.go.jp/）に掲載されていますので、詳しく知りたい方はぜひともご参照ください。

主なポイントについて簡単に説明しますと、まずは、ほぼすべてのがんにおいて、危険因子として確実視されているのが喫煙です。次いで、受動喫煙や飲酒も挙げられます。がんによっては、運動不足や肥満などの因子もほぼ確実なリスクとみなされていることは知っておいてもいいでしょう。化学物質としては、職業要因として挙げられているのが、石綿による肺がんや中皮腫、ベンジジンによる膀胱がん、環境要因ではアスベストやディーゼル排ガス、ＰＭ２・５などもリスク因子とみなされています。ほかにも重要な外的要因として、放射線や紫外線の暴露などがそうです。

一方、感染症に目を向けると、B型肝炎ウイルスやC型肝炎ウイルスは肝臓がんリスク、ヘリコバクターピロリ菌は胃がんリスク、ヒトパピローマウイルス（ＨＰＶ）は子宮頸がんや中咽頭がんのリスクになっています。

余談ですが、子宮頸がんワクチンについて少し触れますと、２０１３年4月にＨＰＶワクチンは定期接種と扱われていたのですが、さまざまな副反応（副作用）を訴える女性が相次ぎ、厚生労働省はそのわずか2か月後には積極的な接種の呼びかけを中止しました。そのタイミングに乗じて、ある大新聞メディアやテレビ局は、因果関係も不明な副反応を大々的に切り取り、ある意味、ワクチン反対を後押しする報道を繰り返しました。これによって、ＨＰＶワクチンは怖いものだと、一定の心理的な植え付けが醸成されてしまったわけです。これを契機に、国内の新聞・テレビメディアは、科学的根拠に基づいて論理的に物事を検証する能力がないことを露呈し、日ごろからエビデンスに無頓着な取材しかしていないことも見透かされてしまいました。

あれから8年余がたって、２０２２年4月より、ようやく子宮頸がんワクチン接種の「積極的勧奨」が再開となりました。しかし、これまでの間に接種の機会を逸してしまい、現在も発がんリスクにさらされている国内の若年女性はおよそ２６０万人もいるとのことです。個人的印象としては、新型コロナウイルス感染症のワクチンで、急性期に多くの副反応が生じてつらい思いをされたことのある方は少なくないはずです。それよりも、明らかに安全性が確立されているはずの子宮頸がんワクチンが、かつてなぜあそこまでヒステリックに槍玉にあげられたのでしょうか。このような事態を招いた反ワクチン派の過激な活動の根拠は、**不毛な科学リテラシーを振りかざすのみで、実際の子宮頸がん患者さんの苦痛やご家族の苦悩にはまったく頓着していません。**

腫瘍免疫という新たな観点も

次は、内的な要因である遺伝子異常についての説明をします。専門的な用語がたくさん登場しますが、お許しください。がん発生に寄与するアクセル役の「**がん遺伝子**」に変異《へんい》（ほかにも転座、増幅）という異常が起きると、アクセルを踏み続けた状態、すなわち活性化状態となります。代表例では、肺がんのEGFR《イージーエフアール》やALK《アルク》、白血病のABL《エイブル》、乳がんや胃がんのHER2《ハーツー》、大腸がんのKRAS《ケーラス》などです。

一方で、ブレーキ役である「**がん抑制《よくせい》遺伝子**」に変異（ほかにも欠失・メチル化）という異常が起きると、ブレーキが利かない状態、すなわち不活化状態となります。代表例として、多くのがんでみられる最も頻度が多い機能不全がp53です。がんは、この「がん遺伝子」と「がん抑制遺伝子」の攻防バランスが崩れることで、細胞周期の制御システムに破綻が生じ、ひとたび発生したがん細胞は、監視（チェックポイント）をすり抜けて生き延びるためにあの手この手を使います。

本来、傷ついた不必要な細胞は、主にp53などの働きかけで細胞周期を停止して排除されるはずなのに、うまく生き延びる術を身につけた進化したがん細胞は、そのうち無限に増殖しはじめるようになっていきます。

もうひとつ、腫瘍免疫という新たな観点からの話もとても重要になってきます。2018年ノーベル医学・生理学賞を受賞された、京都大学の本庶佑氏と、米国MDアンダーソンがんセンターのジェイムス・アリソン氏の功績によって、免疫チェックポイント阻害薬という、「真の免疫療法」といえる画期的なブレークスルー治療薬が登場しました。この治療薬が多くのがん患者さんに有効であることが証明されたことから、がんに対しても免疫が働いている（免疫応答）ことが明らかになりました。したがって、腫瘍免疫についても、少し理解しておく必要があります。ただし、この免疫という言葉の使われ方が、詐欺的な意図でも頻用されやすいので、気をつけなければいけません。

詳細は専門書に委ねたいと思いますが、簡潔に説明すると、前述したような外的もしくは内的な理由で生体内に出現したがん細胞には、自己から生まれたものといえども異物（非自己）とみなされ、ウイルスや細菌と同様に免疫系にみつけられた途端に攻撃を受けて排除される**「排除相」**というフェーズがあります。

これを担っているのが、がん免疫監視機構といいます。このように排除されている異常な細胞は一日に数千個ともいわれていますが、ある時点をきっかけにして、がん細胞は免疫系からの攻撃を逃れるための知恵を身につけるようになります。非自己であることの目印となる「がん抗原」があると、免疫系からの攻撃を受けてしまうため、それを目立たないようにしながら鳴りを潜めながら生き延びる**「平衡相」**というフェーズがあります。さらに進化すると、**がん細胞に対する免疫応答にブレーキをかけるようなシステム「免疫チェックポイント」**が生体内でつくられ、この働きによって免疫系の目から完全に逃れることができるようになっていきます。これを**「免疫逃避」**と呼びます。ここまでくると、がん細胞は、自らの発育や後述する「浸潤・転移」するために都合のいい環境を手に入れて無限に増殖し始めるようになるわけです。

やや難しくなるのですが、このような、一連の複合的かつ相互的な働きかけを**「がん免疫編集」**といいます。この不思議な編集は、生体の立場からすると、健常な細胞に攻撃が向かないようにするため、恒常性を保つうえでも重要な役割を果たしているので、善悪が共存しなお厄介なわけです。一方で、がん細胞にとっては、非常に巧妙な手法で生き延び増殖する知恵を身につけているわけで、ある意味、「ダーウィンの進化論」的ふるまいだともいえます。

したがって、新たに登場した免疫チェックポイント阻害薬は、これまでの薬物治療のようながん細胞自体に働きかける治療薬ではなく、がん細胞の周辺で働いている「免疫チェックポイント」というがん細胞が免疫応答から逃れるためのブレーキシステムを外すことで、免疫系の目を、再度がん細胞に向かわせることで効果が得られる治療コンセプトです。

ただし、理屈では単純に思えても、がん細胞の生存にとって都合のよい「免疫編集」を一気に覆すことは容易ではなく、さまざまな細胞や炎症性サイトカイン物質などが複雑かつ相補・相互に絡み合っている壮大なオーケストラの様相を呈しているため、免疫チェックポイント阻害薬が投与されても、当然のことながら全員に等しく効果があるわけではありません。

逆に、**免疫チェックポイントというブレーキが外されることで生体の恒常性が破綻し、健常な細胞や組織にも免疫系の矛先が過度に向けられる**ことにもなりかねません。例えば、脳神経系に異常をきたしたり、肺炎を起こしたり、内分泌系のバランスが乱れたりするなど、重篤な有害事象（副作用）によって死亡するケースも散見されます。個人的には、使ってみないと吉と出るか凶と出るのかわからないため、通常の抗がん剤を使用するとき以上に慎重に投与しています。

なので、よく素人が使用する「免疫」という抽象的な言葉遣いのそれとはまったく異なり、また巷のクリニックで展開されているインチキ免疫細胞療法で言われている「免疫」とも一線を画しているものとご理解ください。投与されても何も起こらない安全かつ有効な免疫療法は、現状では存在しないわけです。

東京・上野にある国立科学博物館で展示されている本庶佑氏の業績の説明には、ある免疫チェックポイント阻害薬ニボルマブについて、次のように説明されています。

「新しい免疫療法：がん免疫療法とは、広い意味では、免疫機能を強めることでがん細胞を排除する治療法をいう。従来は、T細胞を強化するなど『アクセルを踏む』方法論が主に考えられていたが、本庶は『ブレーキを解除する』新たな発想で、T細胞が本来もつ機能を発揮させようと考えた。これを実現したのがニボルマブである。一方で、ニボルマブは決して万能な治療薬ではない。より効果的に、より安全に投与するための研究が続けられている」

以上をまとめると、がんは遺伝子に生じた異常の積み重ねによって表れる病気ですが、決して単純なプロセスではなく、**多段階の複雑なステップがあって発生し、ダーウィンの進化論のごとく、生体内にある免疫系システムの監視をくぐり抜け、自らの生存のために都合のいい環境をつくりあげることで無限に増殖する厄介な疾患**であることが理解していただけたかと思います。

したがって、いざ治療を考えたときに、「○○でがんが治った」、「△△でがんが消えた」、「がんは放置するに限る」などといった、シンプルでうまい秘訣など存在しないことは賢い読者にはおわかりでしょう。

Q がんにならずに済む方法はありますか？

A 「確実」な予防法はありません

確実視されている原因リスクに注意するのが得策

「どうしたらがんにならなくて済むのでしょうか？」という率直かつシンプルな問いに対して回答することは困難だといえます。そのようなうまい秘訣はないと言ってもいいでしょう。翻って考えてみると、そもそも「この世で生きていること」自体が、日々、自らの遺伝子にさまざまな異常を与えている要因となっているわけです。ですから、身の回りにあるさまざまな環境因子や生活習慣のリスクの積み重ねによって繰り返し遺伝子にキズがつき、それらが修復されないまま蓄積してがんになってしまうプロセスは、長生きできるようになった現代人の宿命のような病気だともいえるでしょう。**いうなれば、見かけのアンチエイジングは旺盛のようですが、遺伝子のアンチエイジングが現代医学では不可能で**あることと同様な話です。

がん予防ということになるとどうしても集団としての確率論的な話になってきますので、必ず防げる話ではないことをご理解ください。がんの発生自体を予防する一次予防（防御因子）と、できる限り早期のうちに発見を目指す二次予防（検診）については簡単に説明しておきます。

まず、一次予防についてです。予防とはいっても、こうすればがんにならないという確実な方策は存在しません。あくまでも集団（マス）として、統計学的にがんの発症リスクを減らせるかどうかという意味合いになるわけですが、**現在のところ根拠あるデータとしては、「確実」な予防法はありません。**例えば、毎日40分程度の身体活動（運動）によって大腸がんリスクを下げることが「ほぼ確実」と評価されていたり、コーヒーが肝臓がんのリスクを下げることも「ほぼ確実」と評価されていたりしますが、すべてのがんに当てはまる話ではありませんし、それをすれば大腸がんや肝臓がんに罹らないという話でもありません。なので、考え方を変えてがんの原因リスク（攻撃因子）として確実視されてい

図2　日本人における部位別がんの危険因子

	胃がん	大腸がん	肝臓がん	肺がん	乳がん
確実	**喫煙** ピロリ菌感染	**喫煙** **飲酒**	**喫煙／飲酒** 肥満 肝炎ウイルス感染	**喫煙** **受動喫煙**	閉経後の肥満
ほぼ確実	塩分	肥満 運動不足	糖尿病	職業性アスベスト	―
可能性あり	穀類	加工肉・赤肉	―	―	**喫煙／飲酒** 運動不足 閉経前の肥満
データ不十分	**飲酒** 肥満	―	―	**飲酒** 運動不足 肥満	―

出典：国立がん研究センターがん対策研究所ホームページより

る要因にまずは注意することから始めてはいかがでしょうか（図2）。

説法的で恐縮ですが、具体的には、**生活習慣においてすべての発がんリスク要因である喫煙、飲酒にはことさら配慮したほうがよさそうです**。喫煙者は言わずもがな禁煙を心がけましょう。喫煙による肺がん発症リスクは、男性で4・5倍、女性で4・2倍も肺がんになりやすいと報告されています（Int J Cancer 2002; 99: 245-51）。また禁煙によって、肺がん死亡リスクが経年的に減っていくことも証明されています（J Epidemiol 2020; 30: 111-15）。

また、たばこを吸わない人は受動喫煙をできるだけ避けるようにしましょう。なぜならば、肺がん発症リスクとしては確実視されているからです。2020年4月より改正健康増進法が施行され、受動喫煙が全面禁止とされているのはご承知かと思います。それでもなお、嗜好品を権利として主張するスモーカーの政治家や著名人もいますが、周囲の人の健康リスクを害してもいい権利まではありません。

飲酒は、わかりきった話になってしまいますが、飲むなら節度ある量がいいでしょう。食道がんや肝臓がんの危険因子であるアルコールは、肝臓で代謝されてまずアセトアルデヒドに分解されます。アセトアルデヒドは、二日酔いのときに頭痛や吐き気、動悸の原因となる有害な物質です。それを、さらに酢酸《さくさん》へと分解するのがアセトアルデヒド脱水酵素（ALDH）なのですが、日本人には、このALDH2の遺伝子多型が欧米人より非常に多いとされています。具体的には、ALDH2ヘテロ欠損者、いわゆる「**フラッシャー**」**といって、お酒は飲めてもアセトアルデヒドが血液中にたまりやすく、すぐに顔が赤くなる人の割合が、日本人で約4割ほど**だといわれています。赤くならずに量が飲めるALDH2野生型と比べると、有害なアセトアルデヒドが血中に20倍近くもたまりやすくなるので、「**フラッシャー**」**にとっては、飲酒は食道がんや頭頸部がんの発がん物質を飲んでいるに等しい**ことも知っておくべきです。

食事に関しては、「日本人のためのがん予防法」（国立がん研究センターホームページ）で詳細を参照できますが、簡潔にまとめると偏らずにバランスよく摂取し、塩辛い食品や食塩の摂取は最小限にしたほうがいいでしょう。また、確実な予防法とはいえませんが、野菜や果物不足にならないように心がけてください。また、飲食物を熱い状態で摂らないことにも気をつけましょう。ほかには、肥満にならないよう適度な運動も心がけましょう。

感染自体が強い要因となっているがんの場合、**肝がんは肝炎ウイルスの制御、胃がんはヘリコバクターピロリ菌の除菌治療、子宮頸がんはヒトパピローマウイルス（ＨＰＶ）ワクチンの積極的な接種が重要**であることは自明の理です。

住民検診は個人にとっては最小限の検査

二次予防（検診）については、日本はある意味、混沌としたカオス状態であると言わざるをえません。欧米先進諸国のように一つひとつの検査の精度管理がしっかりチェックされ、検査結果データも中央で統一管理されている検診システムが、残念ながら日本には存在しません。方法として、住民検診、職域健診、民間の人間ドックが混在しています。

住民検診の場合、「対策型検診」といい、費用は公的資金で賄われているので、検査は無料で受けることができます。**主目的は政策として集団（マス）の死亡率を下げることにあるため、個人の死亡リスクには目を向けられていません。**要するに限られた資源の中で集団（マス）の利益の最大化が名目なので、個人にとってはやっておくべき最小限の検査という意味合いでしかないことは理解しておいたほうがいいでしょう。

例えば、年間の胃がん死亡者数に比べて1万人近く多い大腸がんの検診では、安価な便潜血検査のみが推奨されているわけですが、便の検査を行っているから「大腸がんは大丈夫」という話には決してなりません。理想的には大腸内視鏡検査（大腸カメラ）を取り入れたほうがいいに決まっています。大腸カメラで、盲腸から直腸までの全大腸をくまなく正確に観察し、がん化リスクのあるポリープ（腺腫《せんしゅ》）が発見された場合、それを切除することを定期的に行っていれば、進行した大腸がん罹患リスクを大幅に減らすことが可能です。結果として大腸がん死亡リスクも大幅に低下させる明確なエビデンスがあります（N Engl J Med 2012; 366: 687-96）。

また、同じ大腸カメラでも上級医師による腺腫発見率と大腸がん死亡率に強い相関があることも示されています（N Engl J Med 2014; 370: 1298-306）。すなわち、同じ検査でも、より質の高い大腸カメラが必要だということです。しかし、国内で検診として大腸カメラを推進するとなると、その検査費用は胃内視鏡検査（胃カメラ）の倍近いコストを要するため財源リスクとなります。さらに、より現実的な問題として大腸カメラは、胃カメラよりも実施する医師の技能や診断の質に大きな格差を生じやすい検査なので、不慣れな医師が大腸カメラに気軽に手を出すと、症状のない健常者に多くの不利益を与えてしまうのが目に見えています。つまりは、対策型検診として大腸カメラは不向きなのです。

公費を用いて限られた資源で行う**住民検診は、がんを抱えている人を正しくがんと診断する割合（感度《かんど》）ではなく、できる限り精密検査が不要と判断する割合（特異度《とくいど》）が重視され、何よりも検査リスクの最小化が重視されています**。便潜血検査と大腸カメラのどちらに検査リスクがあるかというと明白ですが、同じ大腸がんに罹るとしても、早期のうちに発見してほしい。さらには、大腸がんになる前の腺腫の段階で切除して、先手で解決してほしい場合、便検査に頼っていてもあまり意味がないと個人的には思います。

一方、胃がん検診では胃内視鏡検査（胃カメラ）が推奨されるようになったのは時代の大きな進歩ですが、もはや形骸化してしまっている胃X線（バリウム）検査が、いまだに実施され続けています。バリウム飲用による不利益（不快、便秘、腹痛、腸閉そく）はもちろん、胸部レントゲン撮影の50倍以上のX線による放射線被曝、狭い診断領域を考えると、利益よりも不利益の方が上回る「百害あって一利なし」の検査だと個人的には思います。**機会があれば、誰しもが胃がん検診は胃カメラで行うことを推奨します。**

職域健診の場合、法的な裏付けや運用指針が明確ではないことが多く、がん検診は基本的にはオプションのみでの検査となっていますが、これでは**検査の質の担保や結果のフィードバックなどの整備が明らかに不足している**と言わざるをえません。契約医療機関の選択も、医療の質などは考慮されず、営業優先の不透明な選ばれ方が多く、受診する医療機関によっては、見逃しの多い粗悪な内視鏡検査レベルであったり、検査結果についての詳細な説明やまともな診察すら行われていないということも少なくありません。

かつて、私が大学病院勤務時代にアルバイトで胃カメラを行っていたある医療法人クリニックは、国の某省庁と独占契約をしていて、選択の余地なく、胃カメラ検査はそのクリニックで実施することが決められているようでした。内視鏡検査医師はすべて教育の所在も不明なアルバイト医師に委ねられ、早期がんの見逃しケースも非常に多い印象でした。さらに、ガイドラインに準じた内視鏡機器の洗浄・消毒も不十分な管理状態で、なぜこのような粗悪なクリニックが重要な健診施設として選ばれるのか不思議でなりませんでした。

人間ドックに至っては、個人の死亡リスクに目を向けられているので全額自己負担になります。そのため、**ドック専門の業務形態は営利目的であることが多く、この業界は魑魅魍魎と化しています。医療の質のみならず医療従事者の質にも問題を抱えている施設が数多くみられます。**金儲けしか考えていない経営者たちに雇用されている医師の多くは、先ほどの話と同様、教育の所在も不明なアルバイト医師や、定年退職して行先もない不勉強な老人医師たちがほとんどです。看護師のレベルも質の低い人材のるつぼと化しています。高額な会員費用を徴収する傍ら、ホスピタリティやアメニティで医療の質をごまかし、後述するインチキ免疫細胞療法や詐欺的医療を展開しているクリニックを傘下に置くような医療法人が、人間ドックや職域健診にも触手を広げているので注意が必要です。

人間ドックを受ける方の多くは「大丈夫」というお墨付きが欲しくて検査を受けているのだと思われます。しかし、いわゆる「ドック専門店」にみられる営利医療機関は、一定の医学教育すら現場に宿っていないことが多いため、本当に大丈夫なのかどうかも怪しげです。万が一「大丈夫ではない」場合、その先のケアが疎かにされてしまうことも少なくありません。くれぐれも、経営者にとって操りやすい「雇われ院長」がころころ代わり、毎回、出会う医師の顔ぶれが異なる医療機関は避けたほうがいいでしょう。

Q がんは他の病気とどう違うのですか？

A がんは「浸潤《しんじゅん》」「転移《てんい》」します

がんのふるまいに「絶対」や「確実」はない

がんが他の病気と決定的に異なるのは、曲がりなりにも「人生の終着や死を意識させられる」ということでしょうか。そして、がんが発見された場合、誰しもがまずは「治るのか」という問いが生まれ、可能な限り治癒や完治というゴールを希求して治療を受けるのは当然です。しかしながら、もし、かなり進行してから発見されたケースだと、いくらベストを尽くしても必ずしも確実性のある成果が得られないことはしばしばあります。**何のがんで、どのような状況であるかによって、個別に目指すべき治療の目的やゴールは変わ**

ってくるということです。

　また、**治るという確度は、具体的には、個別のがんの生物学的な性格（悪性度）と、がんの広がり具合（進行度）に依存します。**同じがんでも、人の性格の数と同様に、がんのふるまいにも個人差や多様性があります。治療を選択する際に、それらを整理・分類して共通言語化したものが、日本では「癌取扱い規約」であり、海外ではWHO分類に基づく「TNM分類」です。T（原発腫瘍）はがん本体の大きさや深さの広がり程度、N（領域リンパ節）はリンパ節転移の個数や広がりの程度、M（遠隔転移）は遠隔臓器への転移の有無や広がり程度を示しています。よく「ステージは？」というやりとりがありますが、先のTとNとMの限られた組み合わせに基づいて決まる共通言語ですので、ふるまいに多様性がある疾患といえども、ステージはⅠ～Ⅳしかありません。

　さらに加味したほうがいいのは質的な評価です。**どのような性格をもったがんなのかを指し示す共通言語として、組織型、悪性度（グレード）、脈管侵襲《みゃっかんしんしゅう》、バイオマーカーなどが挙げられます。**知っておいていただきたいのは、例えば同じがん、同じステージでもふるまいが異なり、同じ治療を行っても成果が異なることはいくらでもありえます。

　また、映画やドラマなどでよく、転移があると「ステージⅣ《フォー》＝末期」、「余命〇か月」のように悲劇の代名詞として扱われることが少なくありませんが、上手に治療を行い、がんとうまくお付き合い（共存）ができれば、例えば仕事をこれまで通り続けられるのはもちろん、趣味を継続したり、好きなゴルフや旅行に行くなど、これまでと同様に快活な生活を続けることができます。一方で、大腸がんや膵・消化管神経内分泌腫瘍《しんけいないぶんぴつしゅよう》（GEP－NEN）の場合、転移をしたステージⅣでも治癒の可能性を追求できるケースは決して少なくありません。ステージⅤ《ファイブ》以上は存在しないため、ステージⅣの中にもグラデーションがあります。決してステージⅣ＝悲劇ではないこと、絶対に治らないことを意味するわけではないことを知っていただきたいと思います。

そしてもうひとつ重要なことは、治療の目標達成を考える際に、ベストな治療が施されることが大前提となってきます。選択すべき医療の質や治療戦略も重要な要素となってきますので、患者さんは日ごろからリテラシーを研ぎ澄ませておく必要があると考えます。

がん細胞の主だった特徴として、**「自律性増殖《じりつせいぞうしょく》」**があります。これは、放っておくと際限なく増殖するということです。また厄介なのは、ただ大きくなって周りを押しやるのではなく、**「基底膜」という防御壁を突き破り、「間質」というがん病巣の周りの正常組織に侵入していく性質、すなわち「浸潤」**する特性があります。間質には顕微鏡レベルの血管やリンパ管（まとめて「脈管《みゃっかん》」と呼ぶ）、あるいは神経が豊富に存在しているため、ひとたびそれら脈管の中にがん細胞がアメーバのように侵入すると、**隙あらば血液やリンパの流れを利用して全身に広がろうとする性質を有しています。そのような状況を「脈管侵襲」**といいます。その結末として、元のがん病巣本体（原発巣）から離れて全身を巡るようになった目に見えない微小ながん細胞は、**他の遠隔臓器にまたアメーバのように侵入し、足場をみつけて根を張り成長して飛び火する性質、すなわち「転移」**する特性があります。

がんは「浸潤」や「転移」のように、ほっておくと進行する病気であるため、「悪性」疾患といわれるゆえんです。なかでもより不良なふるまいをするケースを「悪性度が高い」と表現します。そして、がんの進行が意味するのは、患者さんのＱＯＬ（quality of life：生活の質）を低下させるのみならず、人生や命までも奪ってしまいます。

悪性疾患であるがんをより高い確度で治すためには、早期のうち、つまり浸潤や転移のリスクが低いうちに治療が施されることが最適なのはいうまでもありません。

しかし、不運にして、進行した状況で見つかった場合は、どうしたらいいでしょうか。進行がん、あるいは難治がんと診断されてしまった場合、それらのがんと賢く向き合うための方策については、のちほど詳しく説明したいと思います。

Q なぜ「早期発見」「早期治療」が大事なんですか？

A がん幹細胞に時間を与えると、がんの根絶が難しくなるからです

「再発」「転移」の主役

「がん幹細胞《かんさいぼう》」（cancer stem cell：キャンサー・ステム・セル）は、がんの再発や転移の主役とみられており、現在、この分野の研究が盛んに進められています。

がん幹細胞は、がん細胞集団（クローン）の「中心」的存在ともいえます。**「抗がん剤や放射線治療のようなストレスにも強く生き延びやすい」**という特徴があり、生き延びるために進化するがん細胞クローンの親分のごとくふるまいます。そしてひとたび浸潤・転移してしまうと、抗がん剤治療や放射線治療などで多くのクローンを消滅できたとしても、

がん幹細胞がどこかで生存していると、また新たながん細胞クローンを生み出す源になりえます。

がん幹細胞が厄介なのは**「自己複製能《じこふくせいのう》」**があり、自分自身と同じ性質を有した幹細胞を生み出します。さらには、**「多分化能《たぶんかのう》」**といって、他系統のクローンに分化する能力も有しているので、がんの多様性や不均一性を生み出しているともいえます。がん病巣ひとつ取り上げても、さまざまな性格を有したクローンの集団で成り立っているのががんという病気の最大の特徴です。そのため、このような厄介な細胞クローンが浸潤し転移した場合、治癒させることが難しくなってくるのは容易に予想できるでしょう。それらを数字として表現したものが「生存率」なのですが、それについては後述します。

一方、がん幹細胞を中心とした細胞クローンがあちこち広がらずに、その場（局所）だけで留まっている状態であれば、手術や放射線治療といった、いわゆる局所治療によってすべてのがん細胞を一挙に根絶することも可能になってくるでしょう。

がん細胞が浸潤をきたす前に、がん病巣の範囲がことさら限定された狭い箇所に留まっているようであれば、なにも手術や放射線治療のような重い治療を受けなくても、内視鏡（カメラ）による切除のみで身体にストレスなく治癒が得られる可能性も高くなります。

血管やリンパ管といった転移を引き起こすルート内に浸潤しないで、「より限局的にがん病巣が留まっている状態」とは、すなわち「早期がん」を指します。生命保険会社の書式の記述によくみられる「上皮内新生物」という表現もこの範疇に含まれます。

早期がんの治癒率が高い理由は、前述の理由により、**厄介ながん幹細胞がバラバラになって全身に広がろうとする前に、一挙に全体のがん細胞クローンを淘汰できる**からです。イメージとしては、「タンポポの種」が風で空中に舞う前に、摘みあげてしまうのが局所治療のコンセプトです。

一方で、厄介なのは、がん幹細胞を中心とするがん細胞クローンが基底膜という境界線を破り、間質という領域に突入した場合です。がん幹細胞にとって自らの能力を存分に発揮しやすくなる非常に居心地のいい空間世界を微小環境（ニッチ）と呼びます。間質にはニッチが豊富であり、さらには、がん細胞が転移するために必要な血管やリンパ管がたくさん存在しています。がん幹細胞は、ニッチに守られながらアメーバのように変形して形態を変え、狭い隙間をすり抜けながら血管内やリンパ管内に浸潤して、「全身に転移しようとする能力」を最大限に発揮します。がん幹細胞に、そのような猶予を与える前に治療してしまうのが理想的であることは皆さんにもおわかりでしょう（図3）。

図3

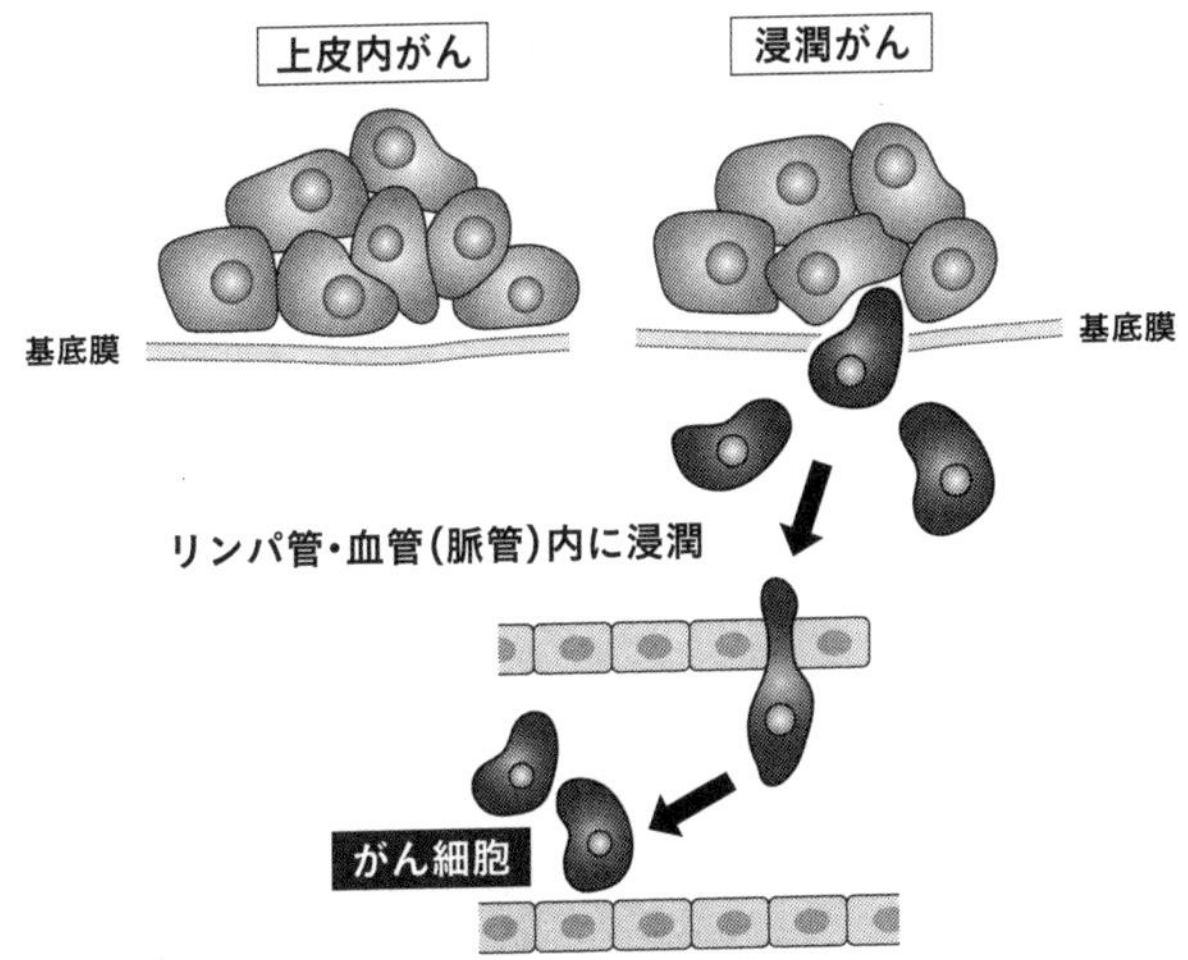

　がん細胞がリンパ管の中に浸潤すると、リンパ行性《こうせい》転移のリスクとなります。結末としてリンパ節に転移するのがそれにあたります。がん細胞が血管の中に浸潤すると、血行性《けっこうせい》転移のリスクとなります。肝臓や肺、骨などへの転移がそれに相当します。

　ただし、脈管の中にがん細胞が浸潤したとしても、個別のがんの生物学的な性質によって「必ず転移を起こす」というわけではありませんが、ないよりはリスクは高いと考えてよいでしょう。

　では、脈管に浸潤しやすいのは具体的にどのような状態でしょうか。

がんが発生する臓器によっても考え方は異なりますが、例えば、**胃がんや大腸がんの場合は「深さ」であり、肺がんや乳がんの場合は「大きさ」がリスク因子となります。**

がん細胞が基底膜を破って増殖し、深く根を張ったり、大きくなったりしないうち――見方を変えると、がん幹細胞が脈管に浸潤しやすい都合のいいニッチを獲得しない早期のうちに――がん細胞クローンを撲滅できれば、転移や再発のリスクをゼロ近くに抑えることができます。結果、治癒や完治というゴールが得られやすいわけです。

この論拠に照らし合わせてみると、がん検診を怠ったり、早期がん病変を見逃したり、意図的に治療しないで放置したりすると、がん幹細胞に、もっとも厄介な能力を発揮するための時間を与えることになり、いつしかがんが浸潤・転移してしまうのです。

Q **がんは遺伝するのですか？**

A **遺伝性のがんは、全体の数％にすぎません**

「がん家系」という誤解

「うちはがん家系なのですが、私もがんになるのでしょうか？」という質問がよくあります。通常、がんは先に遺伝子の損傷や異常と述べたように後天的な「遺伝子の病気」ですが、決して「遺伝する」という意味ではありません。

しかし、なかには**両親のどちらからか、がんが発症しやすいリスク素因を2分の1の確率で引き継いでしまうことで、その子供たちも遺伝性もしくは家族性のがんを発症しやすくなる**ことがあります。決して50％の確率で子供もがんになるという話ではないことは重々ご理解ください。「遺伝性がん」は割合でいうと、がん全体の数%程度です。代表例は、遺伝性乳がん卵巣がん（hereditary breast and ovarian cancer; HBOC）といわれるBRCA1もしくはBRCA2遺伝子に変異を認める乳がん、卵巣がんで、全体の同じ疾患の中でそれぞれ数%、10%ほどの割合と報告されています。最近では、同じ遺伝子変異を有する遺伝性膵臓がんや前立腺がんも注目されています。また、リンチ症候群（遺伝性大腸がん、遺伝性子宮体がん）にみられるMLH1、MSH2、MSH6、PMS2といったミスマッチ修復遺伝子の変異陽性例は、全体の中の5%ほどの割合です。

つまり、多くの人が「がん家系」という言葉を誤って使っていることが多いのではないでしょうか。**「父親ががんになった」「母方にがんで死んだ人が多い」、だから自分は「がん家系」であるという単純な話ではありません。**家族というのは、同じ生活環境で暮らしていることが多く、食事内容や生活習慣が似通うことも多いはずです。また、血縁者となると、遺伝子にも類似性が出てきます。そのような環境要因と遺伝子要因が重なり合うことで、「がん家系」のようにみえるだけだといえるでしょう。

遺伝が疑われるケースとは

「がん家系」について、ほとんどの人は心配しなくていいのですが、一方で、後でも触れる遺伝子パネル検査（ゲノム診療）の普及によって、従来よりも遺伝性、家族性のがんと診断されるケースが増えているのもまた事実です。

家族（血縁者）に特徴的なエピソードがあるケースや、例えば非常に若い年齢でがんになったり、同一の方に複数のがんが発生するような場合には、遺伝性がんを疑ってもいいケースがあります。その場合には、家系内で、誰がどのようながんに罹ったことがあるのかを詳しくチェックしてもよいかもしれません。

原因は、生殖細胞系列に問題（変異）がある可能性があります。通常の場合、遺伝子は一対2本あるため、2段階の変化（欠失・変異・メチル化）によってブレーキ役である「がん抑制遺伝子」の機能が失われることでがんを発症する2ヒット理論（セオリー）があります。ところが、生殖細胞系列にすでに変異を有した状態で「がん抑制遺伝子」を両親から引き継いだ人は、1段階の変化のみで、がんが発生することが起こり得るのです。

もし、ご家族の中に遺伝性のがんが疑われる場合は、遺伝カウンセリングの専門家に相談することを推奨します。遺伝子検査を受けるべきか否か、受けるとしたら何のために受けるのか、検査の結果をどのように受容するのか、この先、誰にどのような影響が出るのか、子どもや家族の検査はどうするべきか、といった多くの医学的かつ倫理的な問題と向き合う必要があるからです。

そして、もし将来的に、がん発症のリスクが通常より高いかもしれないことが明らかとされた場合は、さまざまなストレスにさらされることもあるでしょう。おそらくは、家族関係、結婚、出産、就業などについての大きな悩みも出てくるはずです。これらの問題を整理・理解し、納得したうえで重要な意思決定を下すためにも、「臨床遺伝専門医」の資格を有した医師による専門的な遺伝カウンセリング診療をご活用ください。

「遺伝子ビジネス」や「△△一滴でがんがわかる」には要注意

近年、遺伝子関連の研究が飛躍的に進み、実際のがん医療現場でもゲノム診療という言葉が日常的に使われるようになっている一方で、クリニックや民間企業による手軽な「遺伝子検査商品」がはびこっているようです。「遺伝子」という言葉に心惹かれる人が少なくないのもよくわかりますが、出どころを冷静に吟味してみると、遺伝子に関する医学的知識や分子レベルでの技術基盤が未熟であることがほとんどです。

　もし仮に、そのような検査を受けたとしても、結果に対する臨床的責任が不明瞭であることも大きな問題だといえます。要するに、結果の信憑性に問題があるのはもちろんのこと、アフターケアも十分でなく、その結果をふまえて今後の見通しについての有益な情報を与えてくれることもないでしょう。

　米国の女優アンジェリーナ・ジョリーさんは、２０１３年5月に、ニューヨーク・タイムズ紙で、「My Medical Choice」と題し、自身の選択として予防的な両側乳房切除を受けたことを公表して話題となりました。家系内に母親を含めて複数の乳がん、卵巣がんになった者がいたことから、自らを疑ってＢＲＣＡ遺伝子検査を受け、遺伝性乳がん・卵巣がん症候群（ＨＢＯＣ）であることが判明しました。そして、将来的ながんの発症を事前に防ぐために、リスク低減のための乳房切除と、後日に卵巣・卵管切除を受けたというものです。

　国内でもようやく、ＨＢＯＣと診断され治療を受けた患者さんに対して、乳がんを発症した場合は、治療を受けた乳房の対側乳房に対してリスク低減乳房切除術・再建術が、卵巣がんを発症した場合は、両側乳房のリスク低減乳房切除術・再建術が保険適用の対象となりました。今後、予防的乳房切除という考え方が広く普及していくことが予想されます。

ひょっとしたら、彼女のように発がんリスクを知りたいがために「遺伝子検査を受けたい」と気軽に思ってしまう人もいるかもしれませんが、巷に出回っている「遺伝子検査キット」のようなビジネス商品と、この場合のＢＲＣＡのような専門的遺伝子検査とはしっかり区別しなくてはいけません。

日本では遺伝子情報の保護に関する法整備が不十分なままであるのをいいことに、気軽に遺伝子検査と称した商品が出回っていますが、ほとんどが眉唾ものと考えていいでしょう。聞こえのいい、「△△一滴でがん検診」などの類いも同様です。精度管理の問題や感度、特異度、陽性反応的中率といったまともな科学的データが揃っていない、あるいはその数字の出し方の手法に問題があり、明らかに是が非でも商品化したいがために、データが都合よく操作されていたりなど、客観的な信頼が得られていないものばかりです。

このような科学的根拠の乏しい、得られる結果の信憑性も定かでない民間検査を受けられる際には、うわべの結果データに不安をあおられすぎないようご注意ください。

第2章　手術でがんは治せますか？

Q 手術のメリットは何ですか？

A 手術のメリットは「根治」を目指せることです

「一発勝負」で臨む

がんにはさまざまな種類が存在します。また、発見されたときの進行状況も個人個人で異なります。ですから、すべてのがんに手術が選択されるわけではありません。

なかには、**抗がん剤のみで治せるがんもあります。例えば白血病、悪性リンパ腫や胚細《はいさい》胞腫瘍《ぼうしゅよう》などがそうです。**

また、頭頸部がんや食道がんのように、手術だと形態や機能を大きく失ってしまうがゆえに、臓器切除を求めない患者さんの価値観を尊重して放射線治療に抗がん剤治療を組み合わせる「化学放射線療法」という代替治療もあります。自分らしく日常生活を過ごしていくうえで重要な臓器や機能を温存しながら、手術と同等な治療成績が得られることもあります。

しかし、**日本人が罹患しやすい肺がん、大腸がん、膵臓がん、胃がん、乳がんなどは、治せるチャンスがある場合は、手術が治療の主軸となってきます**。患者さんのなかには、「絶対に手術を受けない」というポリシーをもった人もいるかもしれませんが、がんという病気のふるまいは不確実で、先述したように時間を与えると浸潤・転移をきたす悪性の病気です。ですので、治りたいと強く願うのであれば、一定のリスクをとらないと希望するゴールは得られません。「低リスク高リターン」を希求するのも人情としては理解できます。しかし、そのような都合のいい出来事は、人生においても、がん医療の場面においても、ほとんど存在しえないのではないでしょうか。

ただし、もはや手術一本で勝負という時代は終わっています。手術の前（術前）、もしくは手術の後（術後）に抗がん剤治療などを組み合わせることで、再発リスクを低減し、これまでの手術のみの治療成績よりも生存率が高まるようになってきています。また、内視鏡や画像診断学の進歩によって、より早期にがんと診断されるケースも増えてきており、その場合は、胃や大腸を手術で切除しなくても、内視鏡的に粘膜のみを切除することで治癒に至るケースも増えています。

がんの手術は、当たり前ですが治すための治療であり、がんの取り残し（遺残《いざん》）なく完全に切除できることが大前提です。そのためには、**基本的に「リンパ節の郭清《かくせい》」がセット**と考えます。郭清とはきれいに掃除するイメージを表現する専門用語です。がん病巣本体の浸潤の程度によって、リンパ節転移のリスクも変わってくるため、リンパ節を郭清する領域や範囲が異なってきます。遠隔転移とみなされるリンパ節領域もあるため、手術で郭清しうる範囲・領域はどこまでも、というわけにはいきません。その詳細については後述します。

一方、他の臓器に転移がみられた場合には、基本的には手術を受ける利益を見いだすことが困難となってきます。**転移がみられるということは、すでに目に見えない微小ながん細胞が全身に潜んでいる**ことを意味します。検査で発見された転移巣は、それら無数の目に見えない全身に潜むがん細胞の代弁者であり、氷山の一角にすぎません。したがって、いくら技術的に目に見える転移病巣を切除したとしても、全身に潜むがん細胞には手が及ばないため、手術の生存利益が見いだせないことがほとんどでした。

ここまでは、これまでの医学の常識でしたが、最近では（もちろんすべてのがん、すべてのステージⅣの患者さんに当てはまるわけではありませんが）、転移病巣を切除することで治癒の可能性を見いだせるような状況はかなり増えてきています。その大きな背景として、抗がん剤治療の進歩があり、全身に潜むがん細胞を薬物治療の力で制御・コントロールできるようになってきたこともあるでしょう。あるいは、すでに30年以上前から、大腸がんや膵・消化管神経内分泌腫瘍の肝転移のようなステージⅣは、手術だけのマネジメントで治すことのできる患者さんが一定数存在することも、専門医の間ではよく知られている話です。ただし、これらの実践がなかなか医師の間ですら標準化できていないので、一般の方々には情報が伝わりにくいのもまた事実です。本当は治せたかもしれないステージⅣが、病院や医師の選び方によって治せなくさせられているケースも少なくないでしょう。真にあきらめない、ステージⅣの治療戦略については、後述いたします。

基本的な話に戻ります。がんの悪性度あるいは進行度、浸潤度合いによってリンパ節転移のリスクや程度が異なるため、リンパ節の郭清範囲や領域も変わってきます。中途半端でテキトーな郭清のみで手術が終えられてしまうと、手術で切除しえたはずの領域に再発してしまうこともあります。進行しているがんほど、がん細胞の取り残しがないよう、よりリンパ節郭清の程度と正確さに注意を払います。併せて臓器や血管などの切除も増える可能性もあります。これを、拡大郭清手術と呼びます。

昔は、がんを治すためという名目で、拡大手術を行うことが外科医としての使命であった時代が長らく続いていました。効果のある抗がん剤がほとんどなかった時代でしたので、手術一本でなんとかしなくては、という当時の外科医の使命感には一定の理解ができます。しかし、それだけ、多くの合併症や後遺症を残すこととなり、場合によっては手術を受けたがために帰らぬ人となってしまう患者さんも少なくなかったのではと思います。それでも拡大郭清手術を行うことで、進行がんを治せるかどうかの数多の試行錯誤や経験則をふまえて、逆に生存利益を見いだすことができない手術の限界もわかるようになりました。

例えば、進行した胃がんの場合、傍大動脈リンパ節といわれる広い領域まで拡大郭清する「D3郭清」まですると、治る確度が高まると信じ込んで手術が行われていたのですが、本当にそうなのかをランダム化比較試験で検証した結果、拡大郭清をしても生存利益が見いだせないことが証明され、現在では進行胃がんの標準的なリンパ節郭清はD3より手控えたD2までとされています（N Engl J Med 2008; 359: 453-62)。早期の胃がんで手術を受ける場合、D2までの郭清は必要ないケースがほとんどです。ですから、**真摯な外科医**

は、がんの浸潤程度や進行度に応じて、リンパ節郭清のギアチェンジを個別に変えることができるのです。

現在は、過不足なくリンパ節郭清をすることと並行して、**従来は切離されていた術後QOLを維持するうえで大切な神経を温存したり、リンパ節郭清のためならばと大きく切除されていた臓器をできるかぎり温存したりする**など、根治性の追求と術後ＱＯＬの向上を並列させた手術が良い手術だといえます。

手術（切除）可能かどうかの判断は、治癒可能かという問いと同じ意味であり、「技術的な観点」と「腫瘍学的な観点」によって検討されます。腫瘍学的な観点という意味は、いくら技術的に優れた外科医であっても、仮に目で見えるがん病巣をすべて美しく取り切れたとしても、目に見えない微小ながん細胞を取り残してしまう場合、あるいは、手術後早くに再発するリスクが非常に高いと判断される場合には、潔く手術は難しいと判断されなければいけません。

他に、積極的に手術がすすめられないケースは、がんがかなり進行して完全な切除どころか、安全性までも危ぶまれる状況の場合です。手術はうまくいったけれど、元気な姿で退院できないような手術はナンセンスです。退院できたとしても、ＱＯＬが著しく損なわれるような手術もダメです。生存利益の見いだしにくい独善的手術を今でも行っている旧態依然の外科医もまだ世にいるので、くれぐれもご用心ください。

患者さんも外科医も、がんの手術に向かう際は「一発勝負」の気持ちで臨みます。なぜなら、再発すれば少なからず「治癒」から遠ざかってしまうからです。まだ筆者が外科医として駆け出しであったころ、「手術室は大人の遊園地」と豪語し、自らの手術を華麗なナンバーワン手術と自画自賛していた外科部長がいました。地域でもっとも手術件数の多い基幹病院で、実際の手術時間も早く、術後合併症も少なく、見かけ上はとても上手な手術だと当時は思っていましたが、退院後しばらくして再発をする患者さんが非常に多いことに気づきました。要するに、いち外科医の独り善がりの手術で根治性が保たれていなかったわけです。治りたいために一生懸命がんばっていた患者さんが不憫で仕方ありませんでした。

まとめますと、**手術を行う前提は治癒を目指すこと、そのためにも、遺残なく完全にがんを取り除けること**です。そして、手術をしたあと、また元の生活に戻れるかどうかも大切な点です。**切除可能かどうかの判断は、技術的な面（テクニカル）と腫瘍学的な面（オンコロジカル）の両者がある**ことを知っておいてください。

安全が第一優先

手術のデメリットは、体にメスを入れることで、本来備わっていた機能や恒常性が低下してしまうことです。もちろん、それはがんの手術に限ったことではありませんが、他の治療と比べて、手術後の後遺症というかたちでより長期的にＱＯＬに影響が生じることがあるでしょう。具体的には、**乳がん手術後の上肢のむくみ、胃がん手術後のダンピング症候群や逆流症状、大腸がん手術後の人工肛門など**です。

だからこそ、手術に取り組む医師は、患者さん一人ひとりと真摯に向き合わなくてはいけません。「手術件数を増やして病院経営を潤わせたい」「とにかく一例でも経験をたくさん積みたい」などの私的な理由で、不必要、あるいは質の低いテキトーな手術が行われてしまうようなことは絶対にあってはいけません。前述した無理な拡大手術を行い、合併症によってむしろ苦しめるような手術も言語道断です。また、手術とは異なる代替治療によって得られるメリットが手術と比較してさほど遜色がない場合、あるいは手術による利益が最初から不確かな場合は、医師にいわれるがままではなく、ご自身の価値観をいちばん大切にして意思決定をすべきでしょう。

忘れてはならないのは、2015年に群馬大学医学部附属病院旧第二外科で発覚した不幸な事例です。高難度の肝切除後、入院中に死亡例が相次ぎ、その死亡率はなんと15%以上だったと報告されています（日本外科学会による群馬大学医学部附属病院腹腔鏡下肝切除術等の医学的評価報告）。肝臓、胆道、膵臓のがんの分野は一つ間違えば患者さんの命を奪いかねない危険と隣り合わせの手術を扱います。当事者らは、わずかスタッフ2人のみで独断的な手術を行っていて、技能の毀損に対してなんの振り返りもなく手術死亡例をただ重ねていたようです。外科組織の責任者であった当時の教授職の医師も、そのような重篤な事例が身近で繰り返されていたにもかかわらず見過ごし続けていたようです。

患者さんの命の尊厳を幾重にもないがしろにした当事者および管理責任者、ならびにこれら不幸なケースが重なるまで放置し続けた組織ガバナンスは、断じて許されるものではありません。手術という治療は、決して個人の誰かが主人公の治療ではなく、組織やチームとしての指導・教育体制や、トップによる現場でのリーダーシップも強く影響するわけです。手術を受けた患者さん一例一例に対して、どのような合併症が生じ、同じことを繰り返さないためにどのような対策が必要かを、常に省みることをしていない外科医・病院は選ぶべきではありません。

Q がんの手術は部位ごとにどう異なりますか？

A 胃がん・大腸がんは、進行して発見されても手術で治せるがんの代表例です

経験豊富な外科医が多いが、過信は禁物

胃がん、大腸がんは元来、日本人に多いがんであるため、それらの手術に対する技術的なトレーニングをしっかり積んだ医師が多くいます。

昨今、診断学や内視鏡機器の進歩によって、手術で胃や大腸をあえて切除しなくても、内視鏡的粘膜切除術ＥＭＲ（endoscopic mucosal resection）や、内視鏡的粘膜下層剥離術ＥＳＤ（endoscopic submucosal dissection）のみで治る早期がんがかなり増えています。食道がんや咽頭がんでも同様に、臓器を失わなくても、内視鏡のみの切除で治癒が得

られるケースも増えてきています。

最近報告された全国のがん診療拠点病院（がんの専門的診療設備を有し、かつ地域におけるがん診療の中心的役割を果たしている医療機関）で行われた２０１１〜13年の手術治療成績を例にとってみます（全がん協加盟施設の生存率共同調査より）。

比較的早い時期の進行がん状態であるステージⅡの5年相対生存率をみると、胃がんでは69・2％（２１６３例）、大腸がんでは91・7％（３３６９例）という結果でした。

一方で、ステージⅡより進行しているステージⅢの場合ではどうでしょうか。同じデータ引用よりステージⅢの5年相対生存率をみてみると、胃がんでは50・7％（１６９６例）、大腸がんでは86・7％（４３４１例）という結果になっています。ここからわかることは、胃がんと大腸がんで、同じステージⅢでも治療成績がまったく違うということです。**大腸がんは、進行して発見されたとしてもしっかり手術を受けると治る確度は高いままですが、胃がんの場合は、より進行した途端、5年生存率が50％ほどになってしまいます。**この50％という生存率ラインが「難治がん」かどうかの境界とみていいでしょう。難治がんの明確な定義はないのですが、その字のごとく治るのが容易ではない、受ける治療の質がシビアに問われるがんを意味します。国立がん研究センターのサイト上では「治りにくいがんのことです。早期発見が難しい、治療の効果が得られにくい、転移・再発しやすいなどの性質があるために、診断や治療が特に難しいがんのことをいいます」と記されています。

そのような観点から、胃がんと同じようにステージⅡからⅢになった途端、５年生存率が50％ほどまで落ちてしまうがんは、前の調査データに従えば、肺がん（53・８％）、卵巣がん（52・７％）などです。一方で50％を下回る難治がんは、食道がん（47％）、肝臓がん（33・３％）、胆管がん・胆のうがん（33％）、膵臓がん（22・６％）となっており、とても満足のいく結果ではないことがおわかりだと思います。

したがって、もしそのような診断を受けた場合、治すことを追求するのであれば、よりクオリティの高い手術を受けることが望ましく、なおかつ進歩している抗がん剤治療をうまく組み合わせることで、これまでの治療成績を超える可能性が出てきます。言い換えれば、従来通りの治療のやり方に固執している医師や医療機関を選んでしまうと、治る確率も従来と変わらないままだということです。したがって、進行したがんのときこそ、医療サイドの実力が問われ、もはや手術単独での勝負では太刀打ちできない場合がほとんどですので、「集学的治療」という戦略をもって病気に挑んでいく必要が出てきます。くれぐれも、「俺の手術」のみを強いてくる外科医は批判的にみていいでしょう。

手術の技量に差が出るがんとは

胃がんや大腸がんに引き換え、**手術のクオリティに大きな格差を生じやすいのが、消化器領域の中では食道がん、肝臓がん、胆道がん、膵臓がんの4つ**だと思われます。

いずれも「難治がん」に相当します。それらに対する手術治療のメリットを追求しつつ安全性も確保するとなると、外科医の中でもより高度な知識と技術が求められます。これらのがんの手術は、病気の生物学的ふるまいと解剖学を十分に熟知し、高度な技能を身につけた経験豊富な専門医によって行われるべきでしょう。外科医だからと、単なる仕事の延長線上で「たまに執刀チャンスが訪れる手術」「ぜひやってみたい手術」であっては絶対にいけません。ひょっとしたら、たまにしかできない手術だからこそ、高度技能専門医に紹介しないで、興味本位で囲って手術をしてしまおうとするエゴイスティックな外科医もいるかもしれません。しかし、そのような手術では再発率が非常に高いのは目に見えています。

したがって、「難治がん」だからこそ、手術のメリットを最大限に引き出す必要があります。**手術の限界を知りながらも、より質の高い洗練された技術と進歩した抗がん剤治療や放射線治療なども組み合わせた集学的治療**という戦略でもって、少しでも治癒の確度を高める努力を惜しまないエキスパート外科医や病院を選ばれたほうがいいでしょう。もともと生存率が低い難治がんだから悪い結果になってもやむをえないと思うのか、難治がんだからこそ、ベストな治療戦略の実践が必要と考えるのか。個人個人での意思決定が問われてきます。

任せられるエキスパート外科医を探す

毎年、各メディアを介して公表されるがんの生存率や手術件数といった数字、あるいは病院ランキングなどをみて、患者さん側はどう捉えるべきでしょうか。各メディアがこぞって好む企画として、手術件数ランキングがあります。手術件数という指標は、それだけ経験を積んでいる、あるいは患者数が多いという、一般の方にとっては病院選びの重要なツールになりうるのは確かです。当然のことながら、経験が少ない医師には診てもらいたいとは思いません。ただし、数だけの論理ではなくその続きも見通す必要がありそうです。

患者サイドに立って考えたとき、治療成果（アウトカム）やベストを尽くしてもらったという納得がそれなりに伴わないと、見かけ上の数字だけでは真の評価は難しいというのが本音です。

お叱りを受ける表現ですが、**平均レベルの手術件数をたくさん重ねることと、進行したがんに対して、難しい手術で勝負することで他の医療機関より良い治療成績を示していく努力とは意味が違う**ような気がします。

判断が難しいのは、必ずしも「手術件数＝手術の腕」というわけではないことも十分ありえます。日本人は「名医」とか「ブラック・ジャック」「神の手」というワードが大好きです。手術の上手さやセンスというのは、あくまで同じ専門性を有した外科医どうしが自らと比較したときの経験値の違い、手技の洗練度合いの違いなどを、各々が感じ取って初めてわかるものであり、外科手術のクオリティの評価は同じ専門分野の医師でなくてはできません。また、進行した困難なケースに対し、どのような治療成績を残せているかも重要な見どころだといえます。

筆者もクリニックを立ち上げて、開業医の土俵に立ってみると、あの手この手を使って、お金次第で自らを名医に仕立てあげる工夫が山のようにあるのがよくわかります。学術に揉まれた形跡も秀でた専門性もない業界では無名の開業医が、まるで名医かのように取り上げられているメディア戦略も最たるものです。話がそれましたが、医師の間でも、手術の優劣に対する一定の評価が難しいのに、一般の方たちが見かけ上の情報で操られてしまうのは仕方ないのかもしれません。

Q 日本の手術のレベルはどうなのですか？

A **日本の平均的な手術レベルは欧米よりも優れています**

受け継がれる外科学教育

医療レベルに関して、日本は欧米に遅れをとっているというイメージを抱く人が多いように感じます。確かに、莫大なお金を投じないといけないような薬物治療や医療機器開発の分野についてはそういう側面もあるのかもしれません。しかし実際のところ、**「がんの手術」に限っていうと、日本の平均レベルは欧米のそれよりはるかに優れている**でしょう。なぜならば手技（技術）の問題だからです。

もちろん、個別にみると、先の事例のようなモラルを欠いた独善的な外科医や、不勉強であることを顧みないで根治性を疎かにする外科医などもいるかもしれません。ですが、総じて日本の手術レベルは安全で緻密だといえるでしょう。

代表的な例では、胃がんの手術は欧米の追随を許しません。なぜかというと、昔から日本人には胃がんが多いという現実的な問題があったにせよ、本質的には先人たちのたゆまぬ研究努力と学問に対する真摯さがあったからです。

胃がんの手術には、リンパ節の郭清が欠かせません。そのためには、徹底的な解剖の理解が必要であり、どのリンパ節をどのように郭清したら治癒が得られるのか、先人たちによる真摯な外科学教育というものが脈々と受け継がれ、今日に至ります。胃がん手術にみられる、安全で質の高い手術の標準化こそが、わが国がもっと誇ってよい医療資源の一つだと思います。

翻って、これまでの欧米のがん治療は日本と同じレベルの手術が不可能なため、抗がん剤治療や放射線治療を加えることで手術レベルの格差をごまかしている側面があったといってもあながち間違いではありません。そのような背景を知らずして、日本のがん治療は手術偏重だと異を唱え、欧米に比べて放射線治療の出番が少ないと声をあげる放射線科医が少なくないことに首をかしげたくなります。

Q 腹腔鏡手術やロボット支援手術はおすすめですか？

A 短期的な利益はありますが、難しい局面ではおすすめできません

キズが小さくて済み、早く退院できる

腹腔鏡手術のレベルの稚拙さが医療事故ニュースとなってメディアを賑わせる事例が時々あります。前述した地域の最後の砦である大学病院という現場で、立て続けに手術に関連した死亡ケースが起きてしまったことで、「腹腔鏡手術」と聞いてもいいイメージをもたない人もいるかもしれません。現在では、さらに応用を加えたロボット支援手術も旺盛です。

現状、**腹腔鏡手術や昨今のロボット支援手術のメリットは、開腹手術よりも「キズ（創**

部）が小さく済む」「体力回復までが早く、退院までの日数も短くなる」という〝短期的〟なものです。一方で、開腹手術よりも「再発が少ない」「治る確率が高まる」といった、患者さんにとって本来もっとも重要な〝長期的〟なゴールには到達していないという事実は、知っておいたほうがいいでしょう。コストもかさむため、場合によっては、病院利益が主目的のためにがんの進行状況とは関係なく推されてしまうフシがあるのも否めません。

経験を積んだ医師が取り組むべき

それでは、腹腔鏡手術やロボット支援手術は意味がないのかというと、決してそうではありませんが、すべてのがん、すべての進行状況において最適な選択肢となるものでもありません。何が何でもというスタンスではなく、疾患を区別し、再発リスクを吟味しながら適応を慎重に考える必要があります。

それらの手術は、モニターに映される画像を見ながら器械による間接的なアプローチで進めていきます。開腹より優れている点は、解剖が細部にわたって鮮明に映し出されるということです。

もちろん、2次元的な画像であるため、3次元的な解剖の理解が必要とされる肝胆膵《かんたんすい》領域の高度な手術には適しにくいのですが、胃がんや大腸がんの手術では開腹手術よりも実際には普及しているのではないでしょうか。しっかりとトレーニングを積んだ経験の多い外科医であれば、開腹手術よりも正確なリンパ節郭清が可能になります。

肛門に近い直腸がんの場合、開腹手術であれば従来は人工肛門にせざるをえない状況でも、腹腔鏡手術やロボット支援手術によって人工肛門を回避できるケースもかなり増えています。肝胆膵領域のがんの場合は病気の広がり方や解剖がとても複雑なため、まだ対象を選んでしか普及していませんが、食道がん、胃がん、大腸がんでは、進行ケースに対しても根治を目指したリンパ節郭清をしっかり行える専門医が徐々に増えてきています。手先のブレなども、ロボット手術では補正してくれるので、縫合技術などは一定のスキルを担保してくれるでしょう。

しかしながら、聞くところによると、一度も開腹手術の経験がない医師が、まるでゲーム感覚のように最初から腹腔鏡手術やロボット支援手術の習得に励むケースがあるようです。それは非常に忌々しき問題です。あくまで開腹手術の実績を十分に積んだ、自らの手による3次元的な解釈やアプローチができる外科医が、解剖学的理解をさらに深め、開腹手術よりも質の高い手術を目指して取り組むべきでしょう。

一方で、**がんが進行し、より難しい手術が求められるほど、腹腔鏡手術やロボット支援手術の限界を知るべきだ**と個人的には思います。腫瘍条件によって、それらの手術と開腹手術を使い分けることができるのが本当に優れた外科医です。何がなんでも腹腔鏡手術やロボット支援手術でなくては、という偏った考え方の医師では、正直なところ、本当に難しい局面では中途半端な手術で終わることが少なくなく、結果、重篤な合併症を引き起こしたり、再発リスクがより高くなる可能性もあります。

肝胆膵領域がんでは、対象は限定的

繰り返しになりますが、肝胆膵領域がんに対するそれら手術については、まだ一定の評価は得られていません。この領域のがんはすでに進行している状態が多く、開腹手術ですら手技レベルに大きな格差があるわけですから、腹腔鏡手術やロボット支援手術をすすめられた場合は、キズの大きさやイメージだけで選択するべきではありません。

それらの手術の適応対象は、がんの進行度、がん病巣の広がり程度によってまだ限定的であり、執刀医のスキルの話に終始してしまいがちですが、何よりも重要視されなくてはいけないのは長期的な生存利益についてです。ところが、その十分なデータはまだ揃っていません。

現状では、開腹手術よりも「再発が少ない」「治癒率が高い」わけではないことを、しっかりとご理解ください。

そして腹腔鏡手術やロボット支援手術を希望する際には、どのような腫瘍条件のときにそのような手術が選択されるのか、開腹手術とのすみ分けについて確認しておいたほうがいいでしょう。さらに、その医療施設でのこれまでの経験数と治療成績が開腹手術と遜色ないかどうかも主治医にしっかりと確認したうえで、高度な技能を有した専門医師に手術をしてもらうことをおすすめします。逆に、何がなんでも腹腔鏡手術やロボット支援手術を強いてくる場合は批判的に捉えていいでしょう。

Q がんの手術の名医（ゴッドハンド）とは？

A 手技・学術・人間性、すべてを備えた外科医のことです

自己完結型はダメ

「私、失敗しないので」というフレーズで人気を博した医療ドラマに登場する外科医もそうですが、「普通なら5時間かかるところを2時間で終えた。すごい……」といった台詞で賞賛されるスーパードクター像が、フィクションの中では何かと描かれがちです。しかし、手術時間の速さや見かけ上の鮮やかさを自慢する外科医には、もし進行したがんの場合、筆者は手術をしてほしいとは思いません。

優れた外科医とは、手術中に容易にあきらめない忍耐力と、どんな難局でも妥協しない、

そして手術の限界も心得ている真摯さを持ち合わせている医師のことだと思います。

大切なことは、手術の「成功」とは、一時的なパフォーマンスのみで評価されるものではなく、元気に退院できるのはもちろんのこと、手術後2〜3年ほど経過しても再発がないことが確認されて初めて評価されるのです。当然ながら、それまでは責任をもって、患者さんの日々のQOLを気にかけつつ、しっかりとアフターケアをし続ける真摯さが求められます。

手術というパフォーマンスのみに終始し、再発しようがしまいが、その後のことはお構いなし。先のドラマの主人公のような「自己完結型」外科医は、残念ながら名医とはいえません。

抗がん剤はどこで誰が使用しても、使い方のスキルに格差はありますが、品質保証は同じです。一方、手術は、そういう意味では個々の外科医によって変化する手技（アート）ともいえます。そう考えると、**がんの手術の名医の条件とは、手技（アート）・学術（サイエンス）・人間性（ヒューマニズム）、どれもが等しく高いレベルで備わっていること**だと個人的には思います。ちなみに、筆者と親交の深い外科医たちはそのような医師ばかりです。

一人でも多くのがん患者さんが、信頼できる外科医と出会い、治癒を共に目指して、納得し安心して手術を受けることができることを切に願います。

進行がんほど外科医の腕が試される

優れた外科医について、先ほど述べた条件とはまた別の観点から説明します。がんは進行すればするほど再発・転移するリスクが高まります。だからこそ、進行したがんであるほど、外科医としての質が問われることはこれまで申し上げてきた通りです。

まだ、現在のように抗がん剤治療の進歩がなかった時代（１９９９～２００２年）に全国のがん専門医療機関で手術が行われた各がん腫の10年相対生存率データをみてみましょう。乳がんは10年を超えての再発リスクがありますが、一般的に10年間という数字は真に治癒したことを意味します。

その中で、局所で進行しているステージⅢの10年生存率とは、ほぼ手術一本で勝負した治療成績に近いと思われるデータです。具体的には、難治がんとして考えられる肝臓・胆道・膵臓の領域のがんについてみてみると、肝臓がん18・８％、胆管がん・胆囊がん13・

7％、膵臓がん5・5％とかなり辛辣な数字が示されています。日本人の死因でもっとも多い肺がんでは26・4％、ほかでは大腸がん69・6％、胃がん40・3％、食道がん21・8％、膀胱がん32・6％、腎臓がん54・8％。女性特有の疾患の場合、乳がん54・2％、子宮頸がん51・5％、卵巣がん28・5％という数字が示されています。いったん進行してしまうと決して満足のいく治癒率ではないというのが正直なところかもしれません。このような局所で進行したケースに対し、質の低い手術を受けてしまうと、容易に再発し、QOLを落とすだけの手術になってしまいかねません。したがって本気で治したいと考えるのであれば、高い手術クオリティが求められるのは当然のこと、進歩した抗がん剤治療や放射線治療なども駆使しながら、少しでも再発させないような治療戦略（集学的治療）が求められます。

にもかかわらず、「俺の手術」だけを信じろ、のような独善的なインフォームド・コンセントを強いられ、案の定、「再発してしまいました、残念です」で終わりにされている患者さんは少なくありません。進行した難治がんだからこそ、医師サイドの真の実力と真摯さが問われるわけで、周りの平均的な生存率と比べて遜色ないから問題ないというスタンスではまったく進歩がありません。

つまり、進行がんだからこそ、上辺のエビデンスに縛られない個別化した治療戦略が必要になってきます。と同時に、できる限りエキスパート外科医を選択したほうがいいでしょう。外科手術の質はエビデンスでは論じることができないからです。

「切除するか否か」ではない

古い不勉強な外科医は、かつては手術という手段しかなかったので、現在もなお自身の腕を過信し、抗がん剤の効果に懐疑的な考えをもつ傾向があります。しかし、手術のみでは、これまでに蓄積されたデータが示しているように、治療成績はもはや頭打ちであることを認めないといけません。

再発リスクをできるだけ減らし、治癒率を高めるためには、**抗がん剤治療や、場合によっては放射線治療なども積極的に駆使しながら、診療科の垣根を越えたチームによる個別化戦略が求められます**。これについては繰り返し述べてきました。

そこで、外科医の選び方のヒントについて触れておきます。進行がんケースの場合は、切除するか否か、という技術のみに執着した「テクニカルな判断」しかできない外科医と出会った際には注意したほうがいいでしょう。そして、偏らずに抗がん剤治療や放射線治療のエビデンスもしっかりと把握し、患者さんの長期的な生活、人生についてまでも配慮しながら、常に患者さんの側に立って真の利益を追求できる、言い換えると「オンコロジカルな判断」もできる外科医を選択したほうがいいでしょう。

「がんもどき仮説」はフィッシャー理論のコピー

一般向けに多くのベストセラー書籍を出版し、独自の「がん放置」を提唱する元・慶應義塾大学放射線科医師・近藤誠氏（※本文校了後の2022年8月に鬼籍に入られました）の「がんもどき仮説」は、フィッシャー理論を真似ています。フィッシャー理論とは、米国の乳腺外科医バーナード・フィッシャー氏によって提唱され、乳がんは他のがんとは異なり、早期の段階で手術や放射線療法などでいくら根治的に治療が行われても、「転移が見つかる患者さんは一定割合存在する」というものです。要するに、「乳がんとは全身病である」という概念であり、言い換えると、乳房にサイズをもった腫瘍として診断された時点で、すでに目に見えないがん細胞（微小転移）が全身に潜んでいるケースが一定の割合で存在する、ということになります。

近藤氏は、**すでに微小転移のある乳がんを「本物のがん」と表現を変え、どうせ転移する運命にあるわけだから治療は必要ない、放置するに限る**と言います。一方で、積極的な治療によって治る乳がんも数多あるわけですが、そのような乳がんのことを「がんもどき」と呼び、本当は治療なんて必要なかったと言うわけです。結果だけをみて、治療すれば治せるがんまでも「放置すべき」と一気に飛躍して結論づけます。さらに厄介なのは、乳がん以外のがんにもこの理屈を当てはめ、がん治療自体のリスクを誇大にあおることで、何としてでも自身の考えを正当化させようとします。そのためには、数字やデータを巧みに操ることも厭いません。

しかし、それでは治療のおかげで治すことができた乳がん患者さんらを無視していることになります。最近の乳がん治療は、再発リスクの高い乳がんをあらかじめ予測し、進歩した薬物療法によって再発を防ぐことができる時代になっています。決して運命があるわけではなく、もしそれがあったとしても治療という前向きな努力によっていくらでも運命を変えることができるのです。

乳がんの手術は、がんの性質や薬剤感受性を知る「大きな精密検査」

乳がんは、他のがんとはまったく異なる特殊性をもった疾患だといえます。なぜなら、前述のフィッシャー理論で提唱されているように、「乳がん＝全身病」という、いわば慢性疾患のような特徴があるからです。

もちろん、1円玉サイズに等しい腫瘍径2㎝までの大きさで、かつリンパ節転移がない早期の段階で発見できれば、適切な治療によって治癒の確度は非常に高いといえます。

ただし、しこりとして触知された時点ですでに基底膜を越えているため、胃がんや大腸がんの早期段階とは意味合いが若干異なってきます。先述しましたが、乳がんは早期でも「乳管の基底膜を越えて浸潤」しているので、がん幹細胞は転移しやすい微小環境（ニッチ）をすでに獲得しているケースがあるかもしれません。

目に見えないレベルのタンポポの種のような「微小転移」が一定の割合で全身に潜んでいて、**5年あるいは10年、なかには15年を経過してからでも、ゆるやかな再発リスクがあるのも、乳がんならではの特殊なふるまい**です。

また、乳がんと一言でいっても、悪性度や病理学的浸潤径、Ki-67 indexという増殖能、脈管侵襲の有無、エストロゲン受容体（ER《イーアール》）、プロゲステロン受容体（PgR《ピージーアール》）、HER2《ハーツー》（human epidermal growth factor receptor type2）がん遺伝子の発現状況によって、いくつかのサブタイプに分類され、それぞれにおいて異なるふるまいを示します。

要するに、サブタイプ別に「治療戦略の個別化」が必要になってくるということです。だからこそ、患者さん一人ひとりの乳がんの性質をしっかりと把握し、適切な薬物療法（全身治療）で治しにいくという戦略が必須な疾患だといえます。

そう考えると、乳がん手術の意義とは、がんの性質を知るための、いわば「大きな精密検査」という見方もできます。

したがって、かつてのハルステッド手術のように、胸が凹むまで徹底的に切除する必要はありません。最近では、腋窩《えきか》リンパ節といって乳がんのリンパの流れを考えるうえで関所となる重要なリンパ領域の郭清も、「センチネルリンパセル節」という代表的なリンパ節のサンプリングの中に転移がなければ省略されるようになっています。以上より、女性にとって大切な乳房を少しでもキレイに残す「乳房温存手術（乳房部分切除）」が、まずは考慮されます。しかしもちろん、温存にこだわりすぎて、がんを取り残すような手術は受けるべきではありません。

がんの大きさや広がりによっては、温存が難しく、がん細胞を取り残すリスクが高い場合には、乳房を全切除せざるをえない状況もあるでしょう。その場合でも、形成外科技術の進歩によって、乳房を新しく再建することがいくらでも可能な時代になっています。さらには、妊娠・出産を望む閉経前の女性に対して妊孕《にんよう》性温存も考慮されなければいけません。乳がん治療と向き合う際には、アピアランス（外見）への支援も含めた女性を守るためのさまざまな引き出しが必要になってきます。したがって、乳がん手術のゴッドハンドという概念はなく、手術・薬物治療・放射線療法・女性支援のすべてがどの程度備わっているかの総合力が、乳がん治療の良し悪しを決定します。

Q　がんの手術は「無意味」なのですか？

A　がんを治すための主軸となる治療です

川島なお美さんも、近藤仮説の犠牲に

「がんの手術」を一括りに「無意味」と説く、近藤誠氏の問題点について再度、触れておきましょう。２０１５年、肝内胆管がんで亡くなられた川島なお美さん（享年54）は、近藤氏にセカンドオピニオンを求めた際、手術の無意味さについて説明を受けたようです。その川島さんの闘病手記『カーテンコール』（新潮社）の序章には、以下のような記述がみられます。

「――それからもうひとつ。様々な著書で有名なＭ先生（注：近藤誠氏）の存在です。

先生の本でためになったこともたくさんあります。即手術しなかったのも、抗がん剤や放射線治療に見向きもしなかったのも先生の影響かもしれません。でも、がんは放置さえすれば本当にいいのでしょうか？　何もしないことが最良の選択なのでしょうか？　検診にも行かない。がんを発見することも無駄。知らぬが花だ……。私はそうは思いません。（中略）ただただ放置し、あきらめて天命をまつのが一番賢く穏やかな生き方という理論。経験者としてはそれがすべて正しいとは思えません。がんと診断されたら放置するのではなく、その対処いかんでより健全で、充実した生き方が待っている。それは、私ががんになってみて初めてわかったことなのです。がんと診断された皆さん、決して「放置」などしないでください。まだやるべきことは残っています。

川島さんの肝臓に発見された肝内胆管がんは、診断された当初はおそらく適切な手術によって治癒率の高い早期の状態だったと思われます。それにもかかわらず、近藤氏は治りたいと願う川島さんに対して次のように告げていたようです。

「胆管がんだとしたらとてもやっかいだね。2、3年は元気でいられるけど、ほうっておいたらいずれ黄疸症状が出て肝機能不全になる。手術しても生存率は悪く、死んじゃうよ」

――言葉が出ませんでした。きっと、この先生の前で泣き崩れる患者さんは多々いたはず」（『カーテンコール』新潮社）

一体なぜ、リスクをあおるだけで、手術を受けることにより得られる生存利益や根治の可能性について、フェアな説明がなされなかったのでしょうか。医師としての説明責任を怠り、自らの主観を押し付けるだけの信じ難いセカンドオピニオンだったようです。

適切な手術を受ければ助かっていた

川島さんが告白しているように、近藤氏から放置するように言われた患者さんたちから「放置してよかった」「幸せだった」という声を聞いたことがありません。川島さんも、彼の言説を信じてしまったことで、むしろ「後悔の念」がうかがえます。

それでもなお、彼の著作の中には手術を受けることによって何やら恐ろしいリスクが高い確率で起きるような記述が、何かへの〝ルサンチマン〟のごとく山のように登場します。近藤氏は、川島さんの件で当時のメディア取材に対して以下のようにも公言されています。

「『手術しても十中八九、転移しますよ』ともお伝えしました。むしろ手術することで

転移を早めてしまう可能性もあるからです」（NEWSポストセブン）

東京大学医学部附属病院を中心とした国内の肝臓外科専門施設で行われた、肝内胆管がんの手術治療成績データ（Cancer 2016; 122: 61-70）によると、発見当初の川島さんのケースのように、大きさ「2cm以下」の肝内胆管がんを手術して転移した割合は「27例中ゼロ（0%）」でした。どこが「十中八九」なのでしょうか。

さらには、肝内胆管がん手術は「合併症も含めてバタバタと亡くなっていく」（『文藝春秋』2015年11月号）と言い切っていますが、適切な手術をした場合の5年生存率は、前記のエビデンスによると、ステージⅠで100%、ステージⅡで約70%、ステージⅢで約50%です。手術がバタバタ死ぬ危険なものではないことがおわかりでしょう。なぜ、そうまでして、この国の外科学教育をひたすら貶めようとするのでしょうか。

結果的に川島さんは、人間ドックで運よく早い時期に肝内胆管がんが発見されていたにもかかわらず、ある意味「放置」してしまったことで、サイズが急速に大きくなり、重要な静脈（中心静脈）に浸潤したステージⅢになるまで悪化してから、手術を選択されたようです（『カーテンコール』新潮社）。

それまでに受けていたとされる民間療法やクリニック治療は、何ひとつ効果がなかったともいえます。しかも、先に説明したように、開腹手術による根治性と少なくとも同等レベルであることすら証明されていない腹腔鏡手術を受け、不運にもその半年後に再発してしまいました。

Q 再発したがんは手術できないのですか?

A 条件が許せば可能なケースは増えています。とくに大腸がんは再発しても治せるポテンシャルがあります

あきらめてはいけない大腸がん

がんの再発について考えてみましょう。

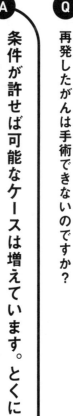

一般論でいうと、がんの再発とは、治ることから遠ざかる不運な出来事です。そして、最初にいくらベストが尽くされたとしても、どんなに優れた外科医に手術をしてもらっても、再発してしまうことは時折みられます。

再発リスクが高いときには、手術の前もしくは後(周術期)に、全身治療である抗がん剤を使用することが推奨されます。このような抗がん剤治療のことを「**補助化学療法**」と呼びます。要するに、再発リスクをできるだけ減らすことで、治癒する確度をより高める戦略の一つだといえるでしょう。

ところが、例外的な疾患もあります。とくに大腸がんの場合がそうです。

現在、大腸がんの罹患数は、国内で年間15万２０００人以上、男女合わせた全体で1位となっています（国立がん研究センターがん情報サービス）。また、女性の場合、死因の1位のがんであることがあまり認識されていないようです。欧米先進諸国との比較では、75歳未満で年齢調整をした死亡率をみると日本がトップであることもあまり知られていません（第75回がん対策推進協議会「がん対策の年齢調整死亡率・罹患率に及ぼす影響に関する研究」資料より）。

他で日本人に多い肺がんや胃がんとは異なり、**実は進行したステージⅢの大腸がんでもしっかり手術を行えば10年生存率が70％を越えている予後が比較的良い疾患**だといえます。にもかかわらず、なぜ死亡数が年次推移でみると増え続けているのか。カギは、転移しやすい臓器が肝臓であること、ステージⅣでも治るチャンスがあるにもかかわらず、治療戦略が病院や医師によって大きな格差があることが挙げられます。

抗がん剤治療の飛躍的進歩によって転移を抱えていても、２～３年とＱＯＬ（生活の質）を維持しながら元気に過ごされている患者さんはたくさんいらっしゃいます。筆者が研修医だったころは、有効性をいまひとつ実感できない抗がん剤がわずか一つ二つしかありませんでしたから、最新の『大腸癌治療ガイドライン　医師用２０２２年版』（金原出版）の内容をみると隔世の感があります。それでも、進歩した抗がん剤のみでがんを治すことは今でも難しいわけです。ではどうしたら治せるチャンスが生まれるのか。それはエキスパート肝臓外科医がどれほど関われるかによります。

不思議なことに、大腸がんは、なぜか肝臓を好んで転移しやすい特徴があります。次いで肺にもしばしば転移します。しかし、だからといって決してあきらめてはいけません。再発しても切除が可能であれば、何度も「治癒のチャンス」があるということです。

このような大腸がんのふるまいを知らない医師は意外と多いのです。そのため、**手術で治せるかもしれない転移なのに「もう治らない」と漫然と抗がん剤が投与され続け、治せるチャンスが主治医によって奪われている**患者さんが世の中にはたくさんいます。この残念な状況には、医師のモチベーション不足が大きく影響していると考えます。

ちなみに、筆者が東京大学医学部附属病院に勤務していたとき、過去17年間に大腸がん肝転移の手術を受けた３７１人の患者さんのデータを解析したところ、５年生存率は54％、

10年生存率は41％でした（Ann Surg Oncol 2014; 21: 1817-24）。

そして、ぜひ知っていただきたいことは、大腸がん肝転移の手術後にも再発してしまうことはしばしばあります。同じ肝臓の場合もありますし、肺やその他の部位に再発することもあるでしょう。それでも、再発したら終わりではありません。繰り返し手術が可能だった患者さんが全体のなかで半数もいらっしゃるという事実です。そのようにがんと前向きに、その都度、繰り返し手術が可能であれば、最終的に４～５割の患者さんは本当に治っていくのです。もし大腸がんが転移してしまったとしても、個別のケースにもよりますが、治るチャンスを絶対にあきらめてはいけないと繰り返し申し上げておきます。

ステージⅣでも治癒のチャンスはある

２０２１年に初めて、がん診療連携拠点病院に認定されている「各施設ごと」の５年生存率が公表され、その格差がメディアで物議を醸しました。もちろん、国立がん研究センターの閲覧サイトには解釈に対する注意書きがされており、施設ごとに治療している患者の背景が異なるため、単純に数字のみを比較して「その施設の治療成績の良し悪しを論ずることはできません」とあるのには一定の理解はできます。実際に、がん専門のセンター病院では、比較的年齢も若くて、心臓病や糖尿病などの基礎疾患リスクの少ない、ある意味エリート患者さんが選り好みされているフシは否めません。すでに患者選択バイアス（偏り）が存在しているのは事実でしょう。新規抗がん剤の治験対象もそうだと言えます。少しでもリスクを有する患者さんは治験には入れないわけです。

話を元に戻しますと、転移しても治癒ポテンシャルのある一定の患者集団を包有しているはずの大腸がんステージⅣの5年生存率について、このデータの施設ごとの成績をみると、患者背景のバイアスを差し引いてもかなりの格差があることがわかります（2013～14年のケース）。

地域の基幹病院でも5年生存率が10％にも満たないどころか0％の施設も少なくありません。転移した大腸がんはステージⅣでも治せるポテンシャルのある特有の疾患であることは先述した通りです。あきらめないで治癒を目指すためには、主に肝臓への転移、肺への転移を切除することが主軸となります。ただし、「切除できる・できない」は医師間、施設間で考え方の差異があり、職種を超えたチーム医療の成熟度が患者さんの予後に直接反映するわけです。もちろん、同じステージⅣでもグラデーションがあって、それぞれの転移様式や腫瘍条件によって治癒ポテンシャルの度合いも変わってきます。

　大腸がんの転移が肝臓や肺にみられても、主たる病気は大腸がんですから、大腸外科医が主治医であることがほとんどでしょう。その際、肝臓外科医や呼吸器外科医にしっかり相談していないことがほとんどです。あるいは、ステージⅣだから抗がん剤でしょ、という理由で、安直に消化器内科医や腫瘍内科医に預けられてしまうケースも少なくありません。患者を紹介された腫瘍内科医は、「手術ができる・できない」を外科医たちと議論するより、自分の業績となりやすい新規抗がん剤の治験にエントリーさせたほうがよほど話が早いわけです。抗がん剤としてはいくら良い治療成績が生み出せたとしても、患者さんにとっては治癒するチャンスが永遠に失われてしまうことになりかねません。

　ステージⅣでもあきらめてはいけない他の疾患には、神経内分泌腫瘍（neuroendocrine neoplasm; ＮＥＮ）という特殊な悪性腫瘍があります。肝臓にパラパラと転移してみつかるケースが多いです。原発臓器として消化管が主ですが、最近ではとくに膵臓のＮＥＮが増えている実感があります。アップル創業者のスティーブ・ジョブズ氏も肝転移を有するＮＥＮが原因で帰らぬ人となってしまったのは有名です。あとは、卵巣がんや腎臓がんの転移、条件が許せば胃がんの肝転移なども可能性はありそうです。**乳がんの患者さんで、**

肝臓や肺に一個だけ転移があって、何年も抗がん剤治療を続けている方をたまに目にしますが、あれも切除してしまってもいいのではと個人的には思います。免疫チェックポイント阻害薬のような薬物治療の進歩によって転移巣を制御できる割合が高まってきたことで、ひょっとしたらというケースは、以前より確実に増えてきています。

ステージⅣの患者さんでも手術を含めた集学的治療によって長期生存できる方、場合によっては治癒まで達成できる方が一定数います。**「ステージⅣのがん」とは「末期がん」とイコールではない**こと、条件によっては治癒のチャンスもあることは知っておいてほしいです。

以下は、転移した大腸がんを治すための3つの必須ポイントとなります。

①エキスパート肝臓外科医に必ず相談、もしくは紹介してもらうこと（肺転移の場合、肝臓外科医を呼吸器外科医に置き換えてください）。

②一度の肝切除で解決しないことがしばしばあるため、再発しても決してあきらめないこと。

③専門的な抗がん剤治療（化学療法）を、安全かつ有効に組み合わせること。

エピソード　ステージⅣでも治る可能性のあるケース

症例：34歳　女性　大腸がん肝・肺転移

現病歴：S字結腸がん手術後。異時性の多発性肝転移。RAS遺伝子野生型、BRAF遺伝子変異なし。ファーストライン：FOLFOXIRI《フォルフォキシリ》＋分子標的薬ベバシズマブを10か月間継続。肺転移が1個、新しく出現してきたため病勢は「進行」と判定。セカンドライン：イリノテカン＋分子標的薬パニツムマブを7か月間継続。高度な皮疹と骨髄抑制のため不耐と判断。TAS-102＋ベバシズマブを4か月間継続中。病勢は「安定」の評価。ほかに何かいい治療法がないかのセカンドオピニオン希望。

家族構成：夫と子供の3人暮らし。子供は小学3年生。

その後の経過：日常生活は制限もなく、まったく問題のない状態。これまでの抗がん剤治療の蓄積による副作用（末梢神経障害、皮膚障害）は多少あるが、臓器の機能は問題なし。転移巣はすべてテクニカルに切除可能。治癒ポテンシャルがあるため、多職種連携を実践している専門施設へ紹介。オンコロジカルにも切除可能と判断され肝・肺転移巣切除の方針となる。手術後、3年経過しているが無再発で、親子3人で通常の日常生活を送っている。

〈対話例〉

患者：主治医の先生からは抗がん剤の選択肢はあとひとつかふたつ程度しかなく、余命はあと1年は難しいと言われました。息子がまだ小さく、できるだけ長く生きたいです。免疫療法か何か、いい治療があったら教えてください。

大場：小さなお子さまがいらっしゃるんですね。できる限り長生きされたい気持ちは重々理解できます。そのために、これまで抗がん剤をつらい思いをしながらがんばってきたのですね。現在の副作用は大丈夫ですか？

患者：髪の毛はだいぶ抜け落ちたので、今はウィッグをつけています。あと手足のしびれがずっと残っています。皮膚のほうは、少しずつですがよくなっています。食欲や体力は、まったく問題ありません。

大場：副作用はあるにせよ、日常生活はまったく問題なさそうですね。主治医の先生からは、最初の抗がん剤を始めるとき、やっている最中、抗がん剤の変更時のタイミングではどのようなお話がありましたか？　抗がん剤をする目的などについてはどうですか？

患者：転移があって切除ができないから抗がん剤をやります、と。ガイドラインに沿って、標準治療をしっかりやっていますと言われました。あと、もう治らないから、いろいろ準備しておくことも必要だと。主人と二人で、よく泣いたりしていましたが、子供のためにも少しでもがんばりたいので、セカンドオピニオンに頼ってみようと。

大場：大腸がんの場合、転移をしたとしても切除できる可能性があることをご存じでしょうか？　それが意味するのは、ほかのがんとは違って、ステージⅣであっても治る可能性があるということです。そのあたりについて、主治医から説明は？

患者：あなたの場合、転移がたくさんあるから切除は難しいと。それしか言われていません。

大場：それは、その病院、その主治医の先生だけの見解だと思われます。（画像をみながら）最初の転移がみつかった段階で、技術的には切除が可能であったと思われます。ただし、腫瘍マーカーも高く、転移も5個あったので、抗がん剤を導入して病気のふるまいをみることについては間違っていない判断です。問題なのは、抗がん剤を始めてから、切除可能かどうかについて一度も検討されていないことです。漫然と抗がん剤治療だけがされている印象ですね。このままでは、次に病気が進行するまで待っている治療でしかありませんよ。

患者：じゃあ、これからどうすればよいでしょうか？　地方の病院なので仕方ないのでしょうか？

大場：まずはいったん抗がん剤から離れましょう。腫瘍マーカーも大きく下がっていますし、転移のふるまいも穏やかそうなので、切除を積極的に考えてよいと思います。同じようなケースをたくさん経験している専門の施設に紹介しますよ。東京の病院でも大丈夫ですか？　主治医の先生にも、こちらから今日お話しした内容をしっかりお返事しておきますから心配いりませんよ。

患者：そのようなお話を初めて聞きました。もう治らないと諦めていましたから。セカンドオピニオンを受けて本当によかったです。

大場：お子さまのためにも、まだまだ治るという可能性を諦めないでがんばってくださいね。

治癒ポテンシャルが高い大腸がん肝転移

昨今の著しい抗がん剤の進歩に併せて、診療ガイドラインの普及や副作用対策（支持療法）の進歩もあり、治療選択レベルの標準化が進んでいることは喜ばしいことです。一方で、抗がん剤治療はがん患者さんをマネジメントする手段のひとつであり、それが目的化されすぎることで、個々の患者さんの治癒ポテンシャルを奪ってしまうケースも少なくありません。その代表的な疾患としてあげられるのが大腸がんです。転移・再発の５割以上のケースで肝臓にみられるのですが、他のがんの転移であれば、治療の目的は緩和的な意味合いとなることが多いかもしれません。しかしながら、大腸がん肝転移の場合、その治療戦略はまったく異なってきます。手術の介入によって、治癒ポテンシャルを有する疾患です。さらには、著者の論文ですが、肝切除後に高い再発リスクはあるものの、それが再度切除することが可能であれば、治癒ポテンシャルは失われないままであることを示したエビデンスがあります（Surgery 2016; 159: 632-40）。

昨今、さまざまなバイオマーカーの登場やゲノム診療などによって、「個別化」と称される医療がもてはやされていますが、一人でも多くの治癒ポテンシャルを有する大腸がん患者さんを見逃さない努力も、重要な個別化医療のひとつであると考えます。それを可能にするのは、決して、一つの診療科、一人の主治医のみで大腸がん患者さんを抱え込むのではなく、肝臓外科医、呼吸器外科医などを交えた多職種連携によるチーム医療（multidisciplinary team: ＭＤＴ）が必要となってきます。

ある地域がんセンター病院で「もう治せませんよ」という診断のもとで緩和的な抗がん剤治療を受けていた、大腸がん肝転移の患者さんのＣＴ画像を、世界中のエキスパート肝臓外科医にみせたところ、実に６割以上の患者さんが、手術できるポテンシャルがあったという結果も報告されています（Br J Sur 2012; 50: 1590-601）。国内においても、地域や病院が違えば、程度の差はあれ、それに似た状況があるような気がします。**本当は治せたのに、身近な主治医の独断で治らない大腸がんになってしまっている**可能性があります。

この話は何も大腸がんに限った話ではなく、進歩した有効性の高い抗がん剤の登場によって、他のがんでも同様な場面が増えてきています。

第3章　抗がん剤は何のために使うのですか？

Q 「抗がん剤で命が縮まる」は本当ですか？

A 上手に扱えば、抗がん剤でQOLは改善し、命も延びます

「抗がん剤否定」言説

抗がん剤に限らず、**何らかの治療を受ける際には、利益（ベネフィット）と不利益（リスク）を必ず伴います**。これら2つの出来事は二律背反の関係にあるといえるでしょう。

このような事象は、仕事や人生においていくらでもあるのではないでしょうか。何事においても、成果を求める際にはリスクを完全に避けることはできません。もしリスクを是が非でも避けようとすれば、前にも進むことができないことは、読者の皆さんであればおわかりいただける話かと思います。

では、がん治療の場面ではどうでしょうか。手術の場合には「治る」という明確なゴールを目指しながら、多少の不利益には目をつぶってがんばれる、という方がほとんどです。しかし、**抗がん剤治療の場合には、利益と不利益（副作用）の差を「狭く」感じてしまうことがある**かもしれません。

例えば、「もう治すことが難しい状態なのに、なぜ抗がん剤をするの？」「副作用がいろいろある抗がん剤をする目的は何なの？」といった疑問もきっと出てくるはずです。そうした心配や不安のなかで、陰謀論などを吹聴するのが好きな医師たちから発せられるセンセーショナルな「抗がん剤否定」言説を見聞きしてしまうと、悪印象を植え付けられてしまう方が一定数いらっしゃいます。

副作用のリスクを誇大に取り上げ、抗がん剤を何が何でも悪と裁く手法は、実は容易なことです。都合よく悪い話だけを探してきて、それを論拠とすればいいだけですから。

しかし、しっかりと思考を働かせればすぐにわかることがあります。それは、そのようなロジックには公平な手続きがなく、恣意的で都合のいい数字やデータしか登場しないということです。医学（サイエンス）に基づくフェアな議論から離れ、個人の思想や観念が中心となってしまっています。

医師の立場でありながら自信過剰にエセを吹聴するのは、素人であるか、治療の実践をしていないヒマな人がほとんどです。現場で汗をかいていない者ほど、「言葉のゲーム」のみが上手になっていくものです。それに対し、批判的に吟味できる賢さを、読者の皆さんには身につけてほしいと願います。

Q **抗がん剤の役割とは何ですか？**

A **緩和的な抗がん剤治療の目的は、ＱＯＬをパラレルに保つことです**

「治らない」＝「敗北、絶望」ではない

患者さんの立場で考えると、「治る」という明確なゴールを希求されるのはよくわかりますが、いくら医学が進歩しようとも、状態によっては現存する治療ではどうしても難しいリアルがしばしばあります。「希望」という言葉の意味が本当に難しいのは、**がんという病気の場合、決して治すことばかりが希望ではない**ということです。がんの厄介さは進行することであり、それに伴っていろいろな苦痛が生じ、従来できていたこと、例えばおいしく食事をいただくこと、家族と旅行することなどができなくなってしまいます。した

がって、**治ることが難しい進行がんの患者さんには、残された時間をできる限り自分らしく、ＱＯＬを維持することにも希望を見いだしてほしい**。それを実現させてくれる治療が、抗がん剤治療だという解釈です。ＱＯＬ（quality of life　クオリティ・オブ・ライフ）は、通常、生活の質と訳されますが、人生の質、命の質とも解釈できます。そのために、われわれ医師はどのようなサポートをしてあげられるでしょうか。

抗がん剤を使用する目的は、がんの「治癒」を目指すために行うこともありますが、治癒が困難な場合に、がんとの上手な「共存」を目指すことが主です。具体的には、次のような目的が挙げられます。

①抗がん剤の感受性が強いがんの場合、「治癒」を目指す
②手術後の再発リスクを抑える（補助化学療法）
③転移や再発により治癒が困難になってしまった場合、がんと上手に「共存」する（緩和的化学療法）

①は、主に血液の悪性腫瘍や胚細胞腫瘍の場合です。固形がんといわれる腫瘍の場合に

は、②か③が治療の目的になることがほとんどです。昨今の抗がん剤の進歩により、③として治療を始めたところ、抗がん剤がよく効いて、治せるチャンスが生まれ手術へ転向できるケースも増えています。これを「コンバージョン」といいます。また、進行した肺がんや頭頸部がん、食道がんでは、治療成績がかんばしくない手術をあえて選択しなくても放射線治療に抗がん剤を組み合わせることで、手術で大きく損なうかもしれないＱＯＬを維持しながら、これまで通りの日常を過ごせるケースもあります。

ここでは、一般的に抗がん剤が使用される主なケースの③について説明します。

治らないがんに対して、副作用のある抗がん剤治療を受ける理由を問われたとき、筆者ならば次のように答えます。

「確かにがんを治すことは難しいでしょう。そうだとしても、がんの進行を抑え、いろいろな症状をラクにすることができるかもしれません。その結果として、現状のＱＯＬをよりよく保ちながら、これまで通り自分らしく人生を楽しみ、ご家族と一緒に過ごす時間を一日でも長く大切にできることを目指していきます」。

抗がん剤治療が推奨される理由は、進行したがんによって人生に期限がついてしまう可能性の高い患者さんにとって、今現在のＱＯＬをできる限り落とさずに、一日でも長く維持できる利益があるからです。がんが原因ですでに症状がある場合には、抗がん剤が効けば症状がなくなることはいくらでもあります。**患者さんのQOLを悪くさせるのは、抗がん剤の副作用ではなく、がんの悪化や進行に原因がある**からです。

もちろん、副作用（リスク）は他の薬剤より多いのは間違いありませんが、副作用の「ありなし」ではなく、副作用の程度をいかに最小限にとどめるのかという工夫が必要です。

したがって、抗がん剤がもたらす主作用（ベネフィット）が、副作用（リスク）を上回るよう、医師は片手間にやるのではなく、専門性をもってうまく扱うべきでしょう。

その中心的役割を担うのが、後述する腫瘍内科医です。腫瘍内科医が不在の地域や病院では、各臓器を専門とする内科医もしくは外科医が治療を担当しているはずです。その場合、もし抗がん剤に不慣れな医師が、見よう見まねで扱ってしまうと、副作用の管理が行き届かないため、ひと昔前と同様に副作用で苦しむような状況を強いてしまうこともあります。一方で、患者さんの全身状態によって主作用が期待されない場合や、副作用のために重篤な状態を引き起こしてしまうと危惧されるリスクの高い患者さんには、抗がん剤治療はあえてしないほうがよいでしょう。

具体的メリット１　がんを縮小させる

抗がん剤の具体的なメリットは、まず**「がんの縮小効果」**が得られることです。「がんが小さくなる」とは、ＣＴやＭＲＩなどの画像検査上だけの話ではありません。画像のなかで、目にみえているがんの大きさ（サイズ）が抗がん剤によって縮小するということは、全身に潜む目にみえないたくさんのがん細胞クローンにも、同様に効いていることを意味します。それによって何がもたらされるのかというと、全身に潜むがん細胞クローンをも制御（コントロール）できているため、ＱＯＬが良好に維持されること、あるいはがんによる症状が緩和（和らぐこと）することです。

転移してしまったステージⅣの患者さんに対して、メディアはすぐに「余命〇か月」とか、「末期」という言葉を使用して、絶望的な印象をあおることが多いのですが、実際には、病気が発覚するまでできていたこと、例えばこれまで通り仕事を続ける、趣味であるゴルフを楽しむ、ご家族と一緒に食事や旅行を楽しむことを継続している方はたくさんいらっしゃいます。

一方で、かなりがんが進行してしまったことで、例えば食欲不振があったりがん性の痛みや腹水でお腹が張ってつらいと感じている患者さんでも、骨やリンパ節への転移が縮小して痛みが和らいだり、腹水が減ってお腹の張りがラクになったり、食欲が増したりすることも期待できます。その結果、精神的にもラクになり、日常生活に対する不安が減ることで、これまでのように自分らしく過ごすことが可能になるかもしれません。

また、大腸がんの転移の場合には、腫瘍が短期間でドラマチックに小さくなることがあります。がんが大きくて手術できない状態だったのが、抗がん剤の効果によって手術のチャンスが生まれ、治らないどころか、治癒を目指せる状況に転向（コンバート）できるケースも少なくありません。

他のがんの場合でも、昨今の免疫チェックポイント阻害薬の台頭や、分子標的薬という新しい抗がん剤の著しい進歩によって、がんの物理的な影響によって重篤だった症状が、抗がん剤でがんが縮小することにより、悪い状態が一変し、再び平和な日常に戻ることが可能になるばかりではなく、転移性大腸がんの場合と同様に、手術にコンバートできるケースを経験することが非常に増えています。

具体的メリット2　がんの病勢《びょうせい》をコントロールする（進行を遅らせる）

「がんの進行を遅らせる」というメリットもとても重要です。

先に述べた「がんを小さくする」効果は「点」としての反応ですが、「がんの進行をコントロールする」効果は「線」としての反応に相当します。

がんという病気が厄介なのは、おおむね、放っておくと時間とともに加速度的に大きくなり、全身に広がっていく特徴をもつからです。それに伴い、日常のＱＯＬを脅かすさまざまな症状も表れてきます。そのような症状をできるだけ先延ばしできれば、残された時間・生活・人生の質をより良く維持することができるわけです。

もちろん、抗がん剤のみでそれらが実現できるのではなく、信頼できる主治医のもとで早くからの緩和ケアの介入も重要ですが、**抗がん剤には症状の緩和・症状出現の先延ばし効果という主作用がある**こと、その結果として、自分らしく一日でも長く生きられること、時間の質を改善してくれる治療であることをどうかご理解ください。

治癒が困難ながんを患うことは不運であったとしても、抗がん剤は決して、誤解されているような、患者さんを不幸にする悪い治療ではありません。

Q 腫瘍内科医とはどんな医師ですか？

A 抗がん剤治療のプロであるとともに
本来は最善治療のコーディネート役です

外科医との連携が大切

腫瘍内科は、内科のサブスペシャリティであり、米国では循環器内科と並んでステータスの高い職種としてみられています。米国では1970年代から腫瘍内科医の育成が始まり、現在の専門医の数は1万数千人以上。

一方、日本では、2005年から日本臨床腫瘍学会が腫瘍内科専門医に相当する「がん薬物療法専門医」を認定し、次のような理念を掲げています（同学会ホームページより）。

1　臨床腫瘍学を中心に、がんの基礎医学、臨床薬理学、緩和医療学を修得する。
2　臓器横断的にがん薬物療法を修得したうえで、患者の病態や社会背景にも配慮した質の高いがん医療を実践する。
3　診療科・職種横断的チームのなかでリーダーシップを発揮する。
4　がん治療に関するコンサルテーションやセカンドオピニオンに適切に対応する。
5　科学的な研究手法と論理的な思考を学んだうえで積極的に臨床試験を立案、推進、実践する。
6　人材育成と教育環境の整備に取り組むことにより、臨床腫瘍学の発展に貢献する。

現在（2022年4月時点）では、まだまだ米国の数には及びませんが、日本でもようやく1500名を超えるようになりました。ところが、その人材分布ががん専門センター病院や大学病院に偏在しているせいもあってか、身近なところで質の高い抗がん剤診療が広く標準化されているとは言い難いのも、また事実です。

最近になってようやく、腫瘍内科という診療科が増えてきていますが、今でもなおタテ割り診療が幅をきかせていることが多く、腫瘍内科医ではなく各診療科の担当医らが抗がん剤も同時に行う慣習が続いている病院がほとんどでしょう。

効果的な抗がん剤がほとんどなかった古い時代には、それでも通用しましたが、さすがに現在では、抗がん剤の進歩は目覚ましく、治療のマネジメントも複雑さを極めています。だからこそ、外科医と腫瘍内科医の縄張り争いのような対立はもうやめにして、お互いの職種をリスペクトしながら、患者さんのベストを共通項に「よいスクラム」を組めるような真のチーム医療が求められています。

実際に治ることが難しいがんと診断された場合、治療の重要なゴールである「上手にがんと共存すること」が、主治医とのコミュニケーションでうまく共有できず絶望に打ちひしがれる患者さんもみられます。その弱い心理につけ込み、「ニセの希望」を吹聴するエセ医学の横行が国内でなくならないのは、深刻な社会問題といえます。

日本には詐欺的医療自体に対する法的規制がないため、いくらインチキだとわかっていても、「医療広告ガイドライン」上の切り口からでしか問題視できない現状があります。薬事法でも未承認治療の効能や効果を宣伝してはだめなわけですが、これが一向になくなりません。インターネット上で「がん(癌)」「あきらめない」というワードで検索すると、出るわ出るわ、詐欺的情報のオンパレードです。インターネット空間での規制が厳しくなってきたとはいえ、まだまだ海外での規制レベルと比べるとゆるすぎます。

あるいは、一般向けの書籍に目をやると、いつの時代もエセ医学本ばかりがベストセラーとなっています。このような現象はとくに日本において目立ちます。うまい秘訣がどこかに隠されていないか、藁にもすがりたい患者心理にとっては、「〇〇で治る」「〇〇で消えた」のような鮮明なメッセージにどうしても引き寄せられやすいのでしょう。

このような忌々しき状況であるからこそ、信頼される腫瘍内科医が数多く日本でも育ってほしいわけですが、現状、なかなか難しい課題も多々みられます。

日本の腫瘍内科はまだ発展途上

日本のがん治療の歴史をひもとくと手術が主軸とされてきたので、筆者が医師になって10年ほどまでは一人の主治医が手術から最後の看取りまで、責任をもって継続して診ていくという教育が主体でした。言い換えると、**国内では、手術も、抗がん剤治療も、緩和ケアも、その大半を外科医が責任をもって担ってきた**ということになります。

一方、「がん薬物療法専門医」の理念として掲げられている「診療科・職種横断的チームのなかでリーダーシップを発揮する」にはまだ到達しえていない現場がほとんどではないでしょうか。なぜならば、現状、抗がん剤しかやらない腫瘍内科医が多いからです。もしそうだとすれば、不安や心配だらけの患者さんから真の信頼は得られにくいでしょう。抗がん剤治療がうまくいっている間は、患者さんの状態も安定しているので、問題になりにくいのですが、病状の進行を重ねていくにつれて、有効な治療方法も手薄になっていくわけです。患者さんの不安や心配が一層増していくばかりのなかで、医師側のモチベーションが逆に失われていく腫瘍内科医の振る舞いが、時として患者さんの目に冷たく映ることが少なくありません。

外向けには緩和ケアの大切さを説くけれど、現場では緩和ケアの実践まで行っている腫瘍内科医はほとんどいないのではないでしょうか。結局よそで「緩和ケア」を探してくださいとなってしまうわけです。筆者のクリニックで診ている患者さんからも時々聞くのですが、使える抗がん剤がなくなった途端、はいさようなら、と言わんばかりに患者さんには目もくれず、電子カルテと睨めっこ診療をしている腫瘍内科医の姿が、がん専門センター病院で目立つという実態があるようです。

エビデンス評論や先取り情報自慢の前に、まずはいち内科医としての基礎をしっかり固め、コミュニケーションスキルと幅広い臨床技能を身につけたうえで、「人生のサポート」を一生懸命してくれる、そんな質を伴った腫瘍内科専門医が国内にたくさん増えてほしいと思います。

副作用を最小限に抑え、利益を最大限に引き出す

腫瘍内科医という職種がほぼ不在であった20年ほど前までは、外科医の好みや自己流で、抗がん剤がテキトーに扱われる現場が長らく続いていた悲しい歴史があります。それほど効果のある薬がなく、また、腫瘍内科学という教育が国内では普及していなかったせいもあるかもしれません。

そして、いつしか**抗がん剤は、患者さんに副作用を強いるだけの「怖くてつらい治療」という悪いイメージが植えつけられてしまいました**。メディアは、抗がん剤治療を受けた著名人のニュースを取り上げるとき、決まって「壮絶な闘病生活」「過酷な副作用」という、ワイドショーでネタになりやすいセンセーショナルな表現で、リスクのみに重きを置いた偏った報道をするクセがあります。

これまで繰り返し述べてきましたが、抗がん剤は通常の薬剤よりも有効性と副作用の距離がとても近い性格があります。だからこそ、**抗がん剤の利益を最大限に引き出し、副作用を最小限に抑える努力を怠ってはなりません**。

世の中には、ワクチン否定派の言説と同じように「抗がん剤＝副作用」という一元的な見方しかできない人たちが少なくなく、抗がん剤という言葉を聞いただけで、考えもせず即座に拒否反応を示す人たちが一定数います。

しかし、一部のトンデモ医師らが吹聴する「毒薬だから」に賛同し、考えもしないでヒステリックに拒んでしまったら、それ以上の生産的な話ができなくなってしまいます。リスクばかりに敏感になりすぎると、得られる利益までも、みすみす逃してしまうことになりかねません。そうなると、結果的に後悔しながら、場合によっては最後まで苦しみながら人生を終えてしまう、より重大なリスクを抱えてしまうことになるでしょう。

休止や中止も考慮する

冒頭から繰り返し述べたように、抗がん剤治療の目的は、いくら治らないがんを抱えていたとしても、数か月〜年単位で自立しながら日常を送り、これまで通りに仕事や趣味も続けることができるＱＯＬをパラレルに維持することです。一方で、その目的が果たせない場合、**単にエビデンスがあるからといって抗がん剤治療を受けること自体が目的化されてはなりません。**

そう考えると、全身状態が思わしくない場合には、抗がん剤は行わないという選択肢も考慮されなくてはなりません。もともとリスクの高い基礎疾患や合併症リスクを有している場合も同様です。

また、いったん抗がん剤治療が始まったとしても、副作用の影響でこれまで維持できていたＱＯＬが著しく脅かされてしまうのであれば、副作用を軽減するための支持療法が強化されたり、用量やスケジュールの工夫がなされたり、場合によっては、お休み（ケモ・ホリデイ）や中止なども積極的に考えられるべきです。

Q 抗がん剤を途中でやめてもいいですか？

A つらい場合は主治医に気軽に相談しましょう

我慢を強いられる治療であってはならない

抗がん剤治療には、少なからず副作用がつきまといます。いくら丁寧なインフォームド・コンセントのうえで納得して治療を始めたとしても、やってみないとわからないことはたくさんあります。予測していたよりも強い副作用が出たり、予期せぬ症状が出て驚かされることもあるかもしれません。

そのようなときは、我慢しないで必ず主治医に相談してください。そして、その後は次のような対策がとられるはずです。

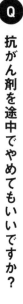

・副作用軽減を目指した「支持療法」を強化する
・用量を段階的に減量してみる
・いくつかの抗がん剤を組み合わせている場合には、強い副作用の出る薬のみを一時的に省略してみる
・決まったスケジュールにこだわらず、週単位のお休み期間（ケモ・ホリデイ）を置いてみる
・代替となる別の抗がん剤に切り替えてみる
・抗がん剤治療そのものを継続するかどうかを再検討してみる。抗がん剤を受けない選択肢も考慮してよい。ただし、診療は継続するべき

基本的には、つらい副作用を我慢してまで受ける治療ではありません。**気力面、あるいは体力面において耐えられないような場合は、抗がん剤治療の目的や使用方法について再検討すべき**です。治療を開始したからといって主治医に遠慮しないで、しっかりとご自身の思いを率直に伝えて話し合いましょう。

素人医師に要注意

抗がん剤治療の利益を知らない無知な医師は、抗がん剤自体を簡単に「悪」として裁いてしまいます。

一方で、腫瘍内科医としてのトレーニングが未熟なために、副作用のマネジメントに自信のない素人医師ほど、自己流で投与量を最初から大きく減らしたり、投与間隔をなんとなく延ばしたりします。適正な使用方法・用量を無視して、俺流で行っている医師には注意しましょう。

免疫チェックポイント阻害薬を併用している詐欺的クリニックもあるようですが、各製薬企業からこれらの薬剤の卸・使用認可を得たクリニックは筆者のクリニックが国内で初めてです。つまり、勝手に乱用しているクリニックの薬剤仕入れ先は闇ルートだということになります。そして、免疫チェックポイント阻害薬の管理が素人であるため、ごく少量のみを投与している理由はそこにあるわけです。

治療目的への理解を深めておく

次のような米国からの報告があります。治癒が困難なステージⅣと診断され、抗がん剤治療を受けている最中の肺がん患者７１０人と大腸がん患者４８３人を対象として、治療の目的や目標についてインタビュー調査を行った研究結果です。内容は、実に肺がん患者の69％、大腸がん患者の81％で、受けている抗がん剤治療の目的をまったく理解していませんでした（N Engl J Med 2012; 367: 1616-25）。

わかりやすく言い換えると、多くの患者さんらが抗がん剤によって「がんが治る」と大なり小なり期待していたということになります。ところが、この場合の抗がん剤治療の目標は、前述の通り「上手にがんと共存する」ことです。

この論文結果は、**治療の目的や目標が、主治医と患者さん双方の間でしっかり共有されていない**ことを意味しています。すなわち、主治医との対話が不足しているということです。この問題については、のちほど取り上げたいと思います。

上手に抗がん剤を使いこなす

転移や再発などで治癒が困難な患者さんに行う抗がん剤治療を具体的に考える際、治療順序の設定（ライン）ごとに推奨される最善の治療オプション（レジメン）が定められています。そして、使用する順に、ファーストライン、セカンドライン、サードライン……と呼びます。

ラインが多く整備されているがんに関しては、うまくレジメンを使いこなすことで、「上手にがんと共存できる」確度が高くなるといえます。ただし、がんという病気が「薬剤耐性を獲得する」、すなわち、最初はある抗がん剤がよく効いていても、そのうちどこかで効かなくなる厄介な性質があるため、各ラインの抗がん剤の効果が永遠に続くことは基本的にはありません。

そして、どこかで効かなくなった（進行）と判断された場合には、次のラインに進むかどうかが検討されます。

一つのラインに留まることができる時間が長ければ長いほど、患者さんは「上手にがんと付き合えている」ということになります。

時々、腫瘍マーカーが上昇したからという理由で、もう薬が効かなくなった（進行）とみなされ、ライン変更を簡単にすすめてしまう医師もいますが、それは間違いです。患者さんにとって大切な治療ラインのひとつを主治医の主観のみで勝手に奪うことに相当します。今、行っている治療が本当に効かなくなったと判定されるためには、必ずCTあるいはMRIなどの画像検査が必要です。そして前回の検査所見と比較してどうであるか、さらには治療を始める前（ベースライン）の同じ画像所見と比較してどうであるかを、しっかり正確にサイズを計測したうえで評価されなくてはいけません。

ただし、本当に短期間ですぐに効かなくなって、ライン変更を余儀なくされることもあるかもしれません。しかし、それを敗北などと決して考えないでほしいと思います。

エピソード　抗がん剤治療から離れたほうがよいケース

症例：62歳　男性　膵臓がん術後再発
現病歴：切除可能膵臓がんに対し、術前化学療法ゲムシタビン＋S-1　2か月間投与後、膵頭十二指腸切除術が実施され、診断はステージⅡA。術後補助化学療法S-1投与後

4か月目で多発性肝転移、腹膜播種が出現。ゲムシタビン＋ナブパクリタキセル療法が選択されるも、投与後3か月のCT評価で肝転移増悪、骨転移、胸膜播種も新たに認め病勢は「進行」と評価。次の治療ラインとしてFOLFIRINOX《フォルフィリノックス》療法が主治医から提案されるも、今後の治療方針についてセカンドオピニオンを希望（当時、イリノテカン塩酸塩水和物製剤の国内承認はなし）。

生活歴：会社経営　趣味はゴルフ

家族構成：妻と二人暮らし。2人の子供は結婚後独立。

その後の経過：クリニック免疫細胞療法、粒子線治療など、より効果が期待できそうな治療を模索していたが、それらの弊害について丁寧に説明をすることで理解を得る。さらに、患者の今後の目標や人生に対する価値観を共有したうえで、積極的な化学療法中止を提案したところ納得。近隣病院の緩和ケア科を受診しながら会社の整理を終え、家族と一緒にゴルフや海外旅行に行くことが達成できた。

〈対話例〉

患者：何かうまい秘訣はないでしょうか？　インターネットで調べると、大手〇〇クリニックの免疫療法とか粒子線治療がいいみたいです。あと、抗がん剤はいつまで続けたらいいのでしょうか？　結構つらくて。

大場：巷のクリックが宣伝している免疫細胞療法は、営利目的でやっていて、科学的にはエセのレベルですよ。効果については、何も証明されていません。副作用がないと宣伝している時点で、免疫系には働いていないと思います。絶対にダメだとは言いませんが、大切な時間とお金が奪われるだけの結果になりかねないので、おすすめできません。粒子線治療の類いは、局所に対する働きかけにしかすぎませんよ。いろいろな臓器にすでに転移してしまっているので、全身病だとお考えください。氷山の一角に対してのみ、何かをしても意味は見いだせないと思います。

患者：よく理解できました。「自分には効果があるかも」と期待してしまいましたが、言われてみると免疫療法なのに副作用がないというのは確かに変な話です。ただ、これまでの抗がん剤もあまり効いている感じがしなくて。主治医の先生からも、悪性度の高いがんだと言われています。これまでの抗がん剤もかなりつらかったので、これから予定されているよりパワフルだと言われたＦＯＬＦＩＲＩＮＯＸを受ける気力が正直、湧いてきません。エビデンスとしてはわかっているのですが……。体力面でも、家ではベッドの上で横になる時間が長くなっています。

大場：そうですか。人間も顔や性格が個々で異なるように、一言で膵臓がんといっても、個々でふるまいが違うのは本当でしょう。○○さんの膵臓がんは、確かに手術の後、一気にがんが勢いづいて悪化している印象です。正直に申し上げると、これまで受けてきた抗がん剤は、期待されていた効果があまりなかったようです。FOLFIRINOXは、おそらくこれまでの抗がん剤よりも効果の面でパワーはあるのかもしれませんが、副作用も大きいと思います。現在の全身状態や病状を鑑みると、いま選ぶべき治療としてはやめたほうがいいと思います。利益と不利益を天秤にかけたときに、個人の意見としては不利益のほうが上回る可能性が高そうです。

患者：これ以上、副作用で日常の足を引っ張られるのはもう嫌ですね。性格の悪いがん細胞で治らないのであれば、会社経営のことで早めに整理しておきたいことがあります。あとは、これまで治療のために犠牲にしてきた家族との時間も、少しでもいいから取り戻したい。妻や子供たちと海外旅行にも行っておきたいですし。趣味のゴルフもこの病気になってから一度もしていません。好きなお鮨も、看護師さんから「生ものは食べちゃいけない」と言われてからずっと食べていません。死ぬ前には食べておきたいです。

大場：抗がん剤を受けることが、人生の目的となってしまっては寂しいですよね。そのような希望や目標をお持ちなのであれば、ぜひとも今のうちに実現してほしいです。今、毒性（副作用）の割に効果も定かではないＦＯＬＦＩＲＩＮＯＸ療法を始めてしまうと、通院のためにそれらのチャンスを逸してしまう可能性があります。治療中、播種のために胸やお腹に水が溜まってきたり、腸閉塞になったり、肝不全で黄疸が出てくるようになると、ゴルフや旅行にも行けなくなるでしょう。今このタイミングだからこそ、いったん抗がん剤治療から潔く離れて、現在の時間を大切にしてください。「生ものは食べちゃいけない」も嘘ですよ。抗がん剤中でも食べても大丈夫です。

患者：よく理解できました。早速、お鮨を食べに行きたいと思います。がん専門病院にセカンドオピニオンに行っても、標準治療がもう手薄だ、マッチする治験がない、と言われるだけのわかりきった冷たいオピニオンでした。先生と話してみて、残された時間くらい、自分らしく過ごしたいとあらためて実感しました。ありがとうございました。

抗がん剤投与が目的化されてはいけない

セカンドオピニオンとは、患者さんにとって納得のいく最善の意思決定ができるよう、現在診療を受けている主治医の「第1の意見（ファーストオピニオン）」とは異なる別の医師に「第2の意見」を求めることです。「第3の意見」「第4の意見」として求めてもよいでしょう。患者さんの立場では、現在の主治医から提示されている治療方針について、納得がいかないことも多々あるのかもしれませんが、オピニオンを求めるいちばんの理由は「他にもっと優れた治療法はないのか」ではないでしょうか。本ケースでは、治療を重ねてきた後に、より副作用の強い抗がん剤治療が提示されたことで、利益よりリスクのほうが上回ると経験的に予想されたケースです。そして、予後不良な膵臓がん患者さんの残された人生、限られた時間をいかにして過ごすことが患者さん本人の満足、幸福につながるのかを考えさせられるケースだといえるでしょう。

セカンドオピニオンの特性として、前述したように、プラスαのうまい秘訣を求めて受ける方が多く、抗がん剤をやめて緩和ケアに専念しなさい的なオピニオンは端から期待されていません。しかし、実際には画一的に「標準治療はありません」「緩和ケアに専念するように」というドライなオピニオンに終始してしまいがちです。問題は、それ以上のコミュニケーションが不足しているため、「はいそうですか、ごもっともです」と理解が得られることは少なく、逆に藁にもすがりたい思いに火がついてしまい、クリニック免疫細胞療法に代表される詐欺的民間療法に引っ張られてしまう患者さんたちが後を絶たないという現実があります。

情報として「エビデンスがない」と断じてしまうのは容易ですが、患者さんの抱く心配、不安について共感を示しながら、「抗がん剤から離れたほうがよい」と納得させるためには、より真摯かつ丁寧なコミュニケーションが必要と考えます。なぜならば、抗がん剤をやめるという意思決定にたとえ寄与できたとしても、その先にあるリスク予想や具体的対応についてうまく説明できないと、患者さんにとって「抗がん剤をやめる」利益がまったく伝わらないからです。「緩和ケア」の重要性をいくら強調しても、実際の日常診療で緩和ケアを切り離している医師のオピニオンにはまるで説得力がないのと同様な話です。

一方、抗がん剤のやめどきを一層難しくしている大きな問題もあります。それは、免疫チェックポイント阻害薬の台頭と「ゲノム診療」の幕開けでしょう。誰もが知りうる情報となった今、これらによって医師・患者間における協働意思決定、つまりシェアード・デシジョン・メイキング（shared decision making; ＳＤＭ）をこれまで以上に難しくさせている現状があります。患者さんの心理として、深刻な状況になるにつれ、「もしかしたら」の可能性のある治療法に過剰な期待をもってしまいがちなのですが、周知のごとく、免疫チェックポイント阻害薬は万能な治療法ではなく、効果は非常に限定的といえます。

ゲノム診療については、現状ではゲノム検査診断（ゲノム・シークエンシング）ができるようになったことを指しているに等しく、米国からの報告では、治療提供にまで結びつく割合は10％ほど、さらに有効性がみられるのは５％ほどのようです（JAMA Oncol 2018; 4: 1093-98)。つまりは、ゲノム医療とはいっても、効果のある新しい治療薬にたどり着くことがほぼ難しい現状があります。

外来化学療法のすすめ

外来化学療法とは、外来通院で行う抗がん剤治療のことを意味します。化学療法は英語では「ケモセラピー（chemotherapy)」といい、医療者はしばしば「ケモ」という呼び方もします。

ここで、なぜ外来での抗がん剤治療をすすめるか、説明をしておく必要があります。なぜならば、抗がん剤は入院で行う治療だと思われている患者さんが少なくないからです。欧米先進諸国では早くから、支持療法（副作用対策）の進歩から抗がん剤は外来通院で受ける治療として確立されています。ところが、国内ではまだまだ抗がん剤使用への不慣れから、医療者側・病院側の都合でとりあえずの入院治療を強いられるケースが多いようです。

とても重要なことは、がん患者さんにとって、「ご家族とともに過ごす時間」「病人として扱われない自由な時間」はかけがえのない大切な時間だということです。外来通院で可能な治療をあえて入院で行うことによって、そのような貴重な時間が奪われるのみならず、「自分らしく、がんと明るく共存」という、本来のがん治療のゴールの足枷にもなります。

また、通常の仕事を続けながら、がん治療との両立を図っている患者さんにとって、入院より「外来化学療法」のほうが望ましいと個人的には考えます。がん患者さんは治療だけが人生ではないはずですから。

筆者のクリニックは、患者さんにとって病院で費やす時間をできるだけ少なくし、いつも通りの社会生活や、ご家族との日常生活を大事に送りながら、気軽に明るく抗がん剤治療を受けることができる環境づくりを理念とし、安全かつ質の高い「外来化学療法」を実践しています。

例えば、大学病院やがん専門センター病院では、受付、採血、診察、治療開始までに長い時間を要し、一日がかりの治療となっていることがほとんどでしょう。そこで、クリニックの利を生かし、受付から採血、診察までの待ち時間を極力減らすことに努めながら、具体的には、来院してから治療開始までの待ち時間は、約30分程度を目安としています。

また、がん専門センター病院と同水準の化学療法（抗がん剤治療）を安全に受けることが可能なクリニックは国内で初めてです。現在診てもらっている病院で受けている治療の途中からでも継続して治療をお引き受けすることも可能です。もし、待ち時間が長くて大きな精神的・体力的ストレスを抱えていたり、通院時間が長くて大変だと思われている患者さん・ご家族の方がいらっしゃいましたら、お気軽にご相談ください。

第4章　放射線治療で切らずに治せますか？

Q **放射線治療とはどういうものですか？**

A **放射線照射で細胞ＤＮＡの二重鎖を断ち切る局所治療です**

体にやさしいわけではない

外科的手術、化学療法（抗がん剤）と並び、**放射線治療はがん治療における三本柱の一つとして位置づけられています**。放射線は光子、電子（ベータ線）、陽子、ヘリウム原子核（アルファ線）、重粒子（炭素線）に分けられます。光子はX線とガンマ線のふたつに分類され、通常の医療施設で用いられている放射線のほとんどがX線でしょう。X線を用いた治療装置の名前にはリニアック・サイバーナイフ・トモセラピーなどがあります。ちなみにガンマ線の場合はガンマナイフ・小線源治療、電子の場合はリニアック、陽子の場合は陽子線治療、ヘリウム原子核の場合はホウ素中性子捕捉療法（ＢＮＣＴ）、重粒子の場合は炭素線治療といった呼び名がついています。

以下、代表的なＸ線治療について説明します。治療のしくみは、がん病巣にＸ線量を集中的に照射し、かつ、周囲の正常細胞や組織へのＸ線量を極力低減させながら、**がん細胞がキズを受けて修復不可能となるＤＮＡの二重鎖が切断されるまで損傷を与え続けることができて、はじめてがん細胞を死に至らしめることができます。**その場合、注意しないといけないのは、がん細胞を死に至らしめることができたとしても、正常細胞・正常組織まで死に至ってしまうと問題になるわけです。

よく「ピンポイント照射」という言葉が使われますが、実際にはそこだけ本当にピンポイントというのは不可能で、必ずＸ線照射ラインに被ってくる正常な細胞や組織にも影響を与えてしまいます。したがって、正常な細胞がＸ線のダメージから回復してくれることを期待して、**一回に照射するＸ線量を少量に抑えつつ「分割」して回数を多く照射することで、がん細胞にジャブを打ち続けてノックアウトを目指す局所治療です。**

ですから、決して体にやさしい万能治療ではなく、ましてや全身に働きかける魔法の治療でもありません。

最近、やたらと放射線治療が万能かのように宣伝する放射線科医が少なくないのですが、営利のためのポジショントークであることがほとんどですので、注意をしておいたほうがよいでしょう。

放射線治療は、前述の通り主に電磁波（X線、ガンマ線）によるヒトへの侵襲的治療であるため、当然のことながら厳格な品質・精度管理が日ごろから求められます。そのためには、現場での不可欠な「手順事項」があるので次に示します（放射線治療計画ガイドライン2020年版を参照）。

①位置決め（医師・放射線技師・医学物理士による作業）
・治療を行ううえでの体位設定、固定具の作成
・治療を計画する際に用いるCT画像と応用手法
②3次元もしくは4次元で行う治療計画を策定（医師・医学物理士の作業）
・X線量の設定
・線量分布図作成
③検証作業（放射線技師・医学物理士の作業）

・治療計画ミス・誤差がないかを検証
・実際の患者に再現性をもって治療ができているかの検証
④実際の治療（放射線技師・医師の作業）
・照射位置の確認写真
・毎回の治療記録

筆者が強調したいのは、放射線治療のクオリティを決めるのは、医師のみでは成り立たず、しっかりと教育を受けている放射線技師や医学物理士などの連携も含めた医療チームの総合力だということです。そのほかには、精密機器の保守・点検・整備をしてくれるメーカーの努力も不可欠です。これらの総合力が不十分な質の低い放射線治療も世には混在しているので、注意が必要です。

では、放射線治療の実際の対象となるのはどのようなケースであるのかをしっかりと整理してみましょう。

緩和的治療としても重要

日本放射線腫瘍学会の2017年全国放射線治療施設構造調査の解析結果および2020年度調査報告書によると、放射線治療を受けている患者数は1年間でおよそ28万人近くにのぼり、その内訳をみてみますと、男性では、1位が肺がん、2位が前立腺がん、3位が頭頸部がん、4位が食道がん、5位が直腸がん、女性では、1位が乳がん、2位が子宮がん、3位が肺がん、4位が頭頸部がん、5位が悪性リンパ腫となっています。肺がんや乳がんの脳転移に対して放射線治療が行われた場合には、肺がん、乳がんとしてカウントされますので、**決して根治を目指すための放射線治療だけではありません。脳や骨に転移した場合の症状緩和という意味で行われる放射線治療も非常に重要です。**放射線治療の出番は、世界中の共通言語である質の高いエビデンスに基づいて選択されます。例えば、肺がんは、早期の肺がんに対して手術ではなく放射線治療が代替治療として行われる機会が増えていますが、逆に進行したステージⅢでは抗がん剤を併用した化学放射線療法が標準治療となっており、昨今ではさらにその後に免疫チェックポイント阻害薬が投与されることでより生存利益が得られることもわかっています。一方で、肺がんは脳に転移しやすいことから、ステージⅣの肺がんでも放射線治療は重要な役割を果たします。

乳がんの場合は、乳房温存手術の普及によって、手術後の局所再発を予防するためのセット治療として頻繁に用いられます。この場合に関しては、「切らずに治す」という意味ではありませんので誤解されませんように。そして、乳がんは骨に転移しやすいことから、ステージⅣの乳がんでも緩和的な放射線治療は重要です。一方、進行したステージⅢでも10年生存率が１００％という極めてふるまいが穏やかだといえる前立腺がんの場合、泌尿器科医の努力によって安全な手術が担保されているとはいえ、術後の尿失禁や性機能障害の問題も無視できないためか、手術の代替治療として高く評価されています。そして、乳がんと同様に骨に転移しやすいため、緩和的放射線治療のケースも多くなっています。局所進行頭頸部がんや食道がんの場合、患者さんのＱＯＬの観点から、外見の形態や臓器の機能を可能な限り温存できるという大きな利点もあります。

その他にも、脳腫瘍、悪性リンパ腫、局所進行子宮がんや、最近では局所進行直腸がんに対する術前治療としても抗がん剤治療と併用して根治を目指して選択されることが多く、それぞれのがんにおいて各論的に放射線治療の意味合いを議論しなくてはなりません。

根治は長期間、緩和は短期間

放射線治療と一言でいっても、治療のゴールとして何を目指すかによって、その意義を区別して考える必要があります。**がん腫や進行度によっては、抗がん剤や手術と組み合わせて行われることが多く、その場合を、集学的治療と呼びます。**手術と同様、患部だけの局所に対する治療法にすぎないため、手術のように臓器を切除することなく、生体機能を温存しながらの治療が可能である一方、「切らずに治す」という表現はまだまだ限定的であり、何のがんで、どのような進行度なのか、個別の腫瘍条件に対して、手術と比べて生存利益はどうであるのかをしっかりと吟味されなくてはいけません。

それのみで治癒を目指せる場合とは、がん病巣が周りに大きく浸潤していない状態で、がん細胞の存在している領域が比較的限られている場合のことです。その場合、ピンポイントに照射することで、高い治癒率が期待できるケースも増えてきています。例えば、早期の肺がんや肝臓がんなどです。逆に、がん病巣の広がり具合が不明確であったり、血管やリンパ管の中に浸潤しているリスクが高い場合、「切らずに治す」は難しいといえます。

実際の照射線量は、一回あたり2グレイ（Gy）を毎日、7～8週間かけて合計66～78

Gy照射します。進行がんの場合は、単独ではパワーが弱いため、多くは抗がん剤と併用します。これを「化学放射線療法」と呼びます。具体的には、頭頸部がんではシスプラチンとの併用、食道がんでは5FU＋シスプラチンとの併用、肺がんではプラチナ系±第3世代抗がん剤との併用などが、標準治療として確立されています。その場合は、総線量を落として一回あたり2Gyを毎日、6～7週間かけて合計50～66Gy照射します。

一方で、疼痛症状のある骨転移に対する緩和目的で行う場合は、早急な効果が求められるため、一回あたり3～4Gyを毎日、1～2週間という短い期間で合計20～30Gy照射します。これにより、骨転移の痛みに対しては60～70％ほどの割合で疼痛の緩和効果があり、また悪性骨折や麻痺の予防にも役立ちます。

ほかにも脳転移や、条件が合致すれば肺や肝臓への少数個の転移（1～5個程度）、すなわちオリゴメタスタシス（oligomatastases）にも、局所制御のためにピンポイント照射が検討される時代になりました。

放射線治療のスペシャリストとは、**日本放射線腫瘍学会が認定する「放射線治療専門医」**がその役割を担っています。彼らたちによる真摯な「治療計画」と「技術」「精度管理」のもとで、適正かつ安全な放射線治療の標準化が行われるようになっています。

Q 放射線治療にも副作用はありますか？

A すぐに生じる副作用と、後から出てくる副作用があります

晩期の副作用は回復が難しい

「放射線治療であれば、副作用はない（少ない）」というイメージを抱いている人は意外と多いのではないでしょうか。

いくらピンポイント照射や4次元照射が可能になったとはいえ、健常な周囲組織への被曝は避けることができないため、有害事象（副作用）への管理も決して怠ってはなりません。放射線治療による副作用は、急性期（治療中または治療直後の早い時期）で起きるものと、晩期（治療後3か月以降から10年単位）で起きるものに大別されます。

急性期の副作用は、治療中の支持療法（ケア）で回復することが多いのですが、晩期の副作用は、ひとたび症状が出現すると回復がなかなか難しく、重篤な状況に陥るリスクが高いとされています。

代表的な副作用は次の通りです。

●急性期……頭痛、耳痛、脱毛、悪心、嘔吐、腹痛、下痢、倦怠感にみられる放射線宿酔、造血器障害（白血球減少、血小板減少）、放射線皮膚炎、放射線粘膜炎（口内炎、咽頭炎、食道炎、腸粘膜炎）、急性浮腫（脳浮腫、声門浮腫）、放射線肺臓炎、膀胱炎、生殖能の変化など

●晩期……難聴、顔面神経麻痺、脳機能障害、下垂体機能低下、白内障、網膜症などの視力障害（失明含む）、唾液腺障害、難治性皮膚潰瘍、消化管潰瘍、気管狭窄、食道狭窄、心筋障害（心不全）、肺線維症、末梢神経障害、関節炎、骨壊死、直腸炎、尿路障害、脊髄症、不妊、二次がん発生など

なかには、放射線治療が効かないケースや合併症で死亡するケースもみられます。した

がって、抗がん剤の副作用を誇大にあおって、放射線治療ならば体にやさしく効果的だと宣伝する医師もいますが、逆にこのような副作用リストを誇大に強調し、放射線治療を頭ごなしに否定することも容易です。

しかし、だからといって「放射線は怖いぞ、危険だぞ」、だから「放射線治療は受けるべきではない」というような物言いをするのはおかしいでしょう。しかし、放射線科医のなかには、手術や抗がん剤のことをそのようなロジックで平然と非難する者が必ず現れるのです。

放射線治療も、手術や抗がん剤治療と同様に、利益と不利益のバランスをしっかり考えながら適正な出番として選択されなければなりません。

飛躍的に進歩する治療技術

実は、放射線治療のコンセプトは単純で、どこの部位に、どれだけのX線量を、どのようにして照射するのかがすべてです。そのための技術・工夫の進歩が放射線治療学の進歩と相まっているわけです。

旧来は2次元の世界で照射する領域を決めていた時代があり、がん病巣に選択的にX線量が行き届かないのみならず、周囲の正常細胞や組織への被曝も大きく、放射線治療への安全性・有効性への信頼が乏しい時代がありました。

しかしながら、放射線生物学やコンピュータ技術の発達に伴い、昨今では放射線治療は急速に進歩しています。ＣＴ機器や照射機器、具体的にはリニアック、トモセラピー、サイバーナイフ、ガンマナイフという名の専用装置の精度アップによって、３次元での立体照射、いわゆるピンポイント照射から、呼吸などによるがん病巣の動きや体内での変化に合わせることで時間軸も加味した4次元での精密な放射線治療が通常の診療でも可能になっています。

具体的には、脳腫瘍に対する定位放射線照射（stereotactic irradiation; ＳＴＩ）、肺がん、肝がん、腎がん、前立腺がん、脊椎病変などに対する体幹部定位放射線療法（stereotactic body radiotherapy; ＳＢＲＴ）などがあります。ＳＢＲＴとは、体幹部にある小さな標的病変・領域に対して、多方向からビーム照射をする技術と、Ｘ線量をできる限りがん病巣に集中的に照射するピンポイント技術とを、両方兼ね備えてはじめて成り立つ治療法です。

画像誘導放射線治療（image-guided radiotherapy; ＩＧＲＴ）や、強度変調放射線治療

（intensity modulated radiation therapy；ＩＭＲＴ）などの手法技術をより高めながら、空間的・時間的にがん病巣への正確かつ有効な線量照射を可能とし、一方では正常な細胞や組織に対して極力ダメージを減らしながら、副作用リスクを避け、臓器機能を可能な限り温存することができます。

それらを実現するためには、ハイテク装置やコンピュータ機器の導入、メーカーの整備努力、監督者である放射線治療専門医のリーダーシップは当然のこと、診療放射線技師、医学物理士などのスタッフのトレーニングなど専門性が結束したチーム力が不可欠であり、どれを欠いても、質の高い放射線治療は難しいと考えます。

つまりは、声高に「俺の放射線治療」を強調する放射線科医師に対しては、まずは批判的にみていいでしょう。

Q 芸能人も通う「４次元ピンポイント照射療法」とは何ですか？

A 精度管理すら怪しい、独善的な「俺の放射線治療」です

芸能人が頼った近藤誠氏の愛弟子クリニック

鹿児島にある民間の放射線治療クリニックであるＵＭＳオンコロジークリニックの院長・植松稔氏は、前述した近藤誠氏のかつての一番弟子だったようですが、彼のセカンドオピニオンを受け、「４次元ピンポイント照射療法」（当時）と命名されたオリジナルの放射線治療を受けられた方は後を絶たないようです。有名な芸能人（故人）の方が半ばクリニックの広告塔のような役目を担い、多くの著名人らを紹介していたとも聞きます。放射線治療は、どこに、どれだけのＸ線を、どのようにして照射するのか、に収斂されるわけ

ですから、「オリジナル」というのもおかしな話です。

抗がん剤をどうしても受けたくないという患者さんの価値観は尊重されるべきですが、**抗がん剤が悪いものだという主観を押しつけることで、情報に疎い患者さんを説得し、自らのビジネスに誘導するようなやり方は非常に問題**だといえます。

そもそも、これだけ放射線照射技術が進歩し、ピンポイント照射の標準化が進んでいる最中、保険診療として行われるべき治療がなぜ自由診療なのでしょうか。通常150万〜250万円ほどの治療費を患者さんに自己負担させているというのです。ケースによっては500万円もかかるそうです。UMS治療の一体どこに特別性があるのでしょうか。

彼は著作の中で、手術は体に負担を与えるからダメだと吹聴し、「切らない乳がん治療が500名を超え」「私たちが把握している限りでは、1期の乳がんではまだ再発も転移も経験していません」と長年にわたりホームページ（現在は変更）に掲載されていたのですが、それは本当でしょうか。個別のうまくいったケースのみを誇大に取り上げるのみで、全体の治療成績データはどこにも確認できません。これでは、UMS治療の客観的な評価は難しいといえます。

実は、このクリニックで治療を受けたあと状態が悪化して実際に診療をしていた患者さんが何人かいます。なかには、このクリニックの治療が原因と推察され、状態が急速に悪化して死亡したケースも知っています。さらに問題なのは、このクリニックで治療を受けた後に重篤な有害事象（合併症）を抱えていた患者さんがいたため、植松氏に「どの部位にどれだけのＸ線照射を、どのような手法」で治療したのかを問い合わせてみましたが、返答がありませんでした。

ピンポイント照射や４次元照射は、厳格な精度管理が求められるのですが、ＵＭＳクリニック独自の機器内容はまったく不明です（当時）。聞くところによると、だいぶ旧型のものを使用していたとも伝わってきます。

放射線治療の信頼性・精度を担保するためには、先にも述べましたが、患者固定技術、治療用ＣＴ画像技術、治療計画書、位置照合技術、照射技術など総合的かつ厳格な品質管理が求められるわけですが、スタッフの教育レベルも含めてＵＭＳクリニックではどのようなレベルで行われているのかあまりにも不透明すぎます。放射線治療の実践は、医師のみが主人公では決して成り立ちません。

おそらくは、品質や精度が保たれていない可能性があり、本来の放射線治療の適応や安全性を度外視し、身勝手に安全域を越えた高線量の放射線を何度も重ねて当てている、非常に危険な「俺の放射線治療」であるような気がします。そこが自由診療にしている理由なのではないでしょうか。

良識とモラルある放射線治療専門医であれば絶対に行わないような、安全性を脅かすX線高線量を独善的に照射するため、たまたま成果があったケースを誇大に取り上げ、芸能人やその家族らを広告塔のように扱う。その一方で、UMS治療が原因で生じた深刻な副作用に苦しむ、声もあげられない悲劇的な患者さんを切り捨てているこのクリニックは、かなり問題だといえます。

Q 放射線治療はどのようながんに適していますか？

A 頭頸部がん、食道がんには化学放射線療法も重要な選択肢です

生きていく上で大切な形態や機能を温存できる

放射線治療の大きな利点とは、見た目の形態や臓器の機能を温存できることです。

ミュージシャンの忌野清志郎さんやつんく♂さん、作曲家の坂本龍一さん、落語家の立川談志さんも罹った頭頸部がんでは、メスを入れた場合、外見の印象が著しく変貌したり、機能を失ってしまうことでＱＯＬを確実に落としてしまいます。言うなれば、ただ腫瘍（がん）を取り除けばいいわけではありません。とりわけ頭頸部領域は、食べる、味わう、匂いを嗅ぐ、息を吸う、話す、みる、聞くなど、人として生きていくうえで重要な機能を

含む多臓器の集合体なわけです。したがって、医師に言われるがままではなく、自身の価値観を大切にしながら、手術と放射線治療それぞれを軸とした治療データ同士を比較し、自身にとって何を最優先に考えるのか、慎重に検討すべきでしょう。

また、高度にがんが進行しているケースでは、外科医と放射線治療医が手を組んでチームをつくり、患者さん個々にとってどのような治療が最適かを検討されるべきでしょう。聞くところによると、腫瘍学（オンコロジー）に対する教育が十分に行き届いていない耳鼻咽喉科医や口腔外科医を称する歯科医の中には、どのような状況の頭頸部がんに対しても「手術ありき」で勝手に治療を進めてしまおうとする者が少なくないようです。

もし、**QOLを大きく損ねてしまうような手術を提示されて納得できないようなら、セカンドオピニオンを必ず求めてください**。

もちろん、治癒を目指したときに、手術の生存利益のほうが放射線治療のそれを大きく上回るようであれば、手術という選択肢を優先的に考慮してもよいでしょう。場合によっては、お互いの弱点を補い合うような手術と放射線治療を組み合わせた治療が望ましいケースもあるので、**どちらか二者択一を迫られるようなインフォームドコンセントには注意が必要**です。

Q 「切らずに治す」は本当に可能ですか？

A 対象は限定的であり、安易に信じるのは禁物です

外科医と放射線治療医は手を取り合うべき

先述した照射技術の著しい進歩によって、放射線治療の適応が以前よりも格段に広がりつつあるのは事実です。最近では、「高齢者や手術に耐えられない」早期の肺がん患者さんを対象としたランダム化比較試験での治療成績において、従来のやり方の放射線治療よりもピンポイントの定位放射線治療の方が明らかな局所制御と生存利益があったと報告されています。同時に、重大な副作用である放射線性肺臓炎リスクも低いようです（Lancet Oncol 2019; 20: 494-503）。

しかし、この臨床試験の対象のように手術が何らかの理由で不可能な患者さんという限定的な話であり、手術で治癒が目指せる肺がん全般に対して、ましてや**がん全般に対して「切らずに治す」と一般化する言説は非常に乱暴**です。

個々の患者さんにとって、「放射線治療vs手術」を医学的にフェアな議論を交わすのはとても大切なことですが、多くの場合は、なんらかの営利的立場をとる一部の放射線科医師による強いセクショナリズムに端を発しているようにみえます。どのようなものか具体的に示してみましょう。

「主治医たる手術医がさっさと手術してしまい、放射線科医に紹介されてくるのは手術不能と判断された患者や再発・転移ケースだけ。もし放射線治療医が異議を唱えれば、手術医はそれを無視し、次の日からは再発・転移ケースも放射線科に紹介しなくなる。その恐怖にかられ、手術医の下女・下僕的立場に甘んじてきた放射線科医がほとんどなのです。」（近藤誠著『がん治療で殺されない七つの秘訣』文春新書）

「自社製品（手術）に自信をもっている外科医が、他社製品（放射線治療）を勧めるはずがありません。完治のためにはこの二つのどちらかが必ず必要とあっては、なおさらです。『がんは切るもの』『外科医が担当するもの』という固定観念がいつまでも消えない裏側には、実は医師の雇用問題、失業問題が隠されているのではないでしょうか？」

（中川恵一著『切らずに治すがん治療』法研より）

もはやそのようなことを言っている時代ではありません。

外科医と放射線治療医がむしろ手を取り合ってスクラムを組み、患者さんにとってのベストを一緒に見いだしていくべきです。何のがんで、どのような状況時に、手術なのか、放射線治療なのか、あるいは両者を組み合わせたほうがいいのか、抗がん剤の併用はどうするかなど、建設的な議論をすべきでしょう。

安易な「切らずに治す」には要注意

そしてもうひとつ、手術の項でも説明したように、「治る」というゴールは治療後の長期に及ぶ経過観察が大前提だということです。がんは、一時のパフォーマンスの成功のみで「治る」が語られるほど甘い疾患ではありません。

放射線科医のことを決して悪く言いたいわけではありませんが、仕事の領分として、次のことを指摘しておきます。多くの放射線科医は、患者さんの生死の場面に立ち会うことはまずありません。そのアウトカムについてはカルテや診療録などを確認するだけで、再発や死亡は後になって知ることがほとんどです。再発しても患者さんと向き合い続け、その後のケアを施すのは外科医や内科医です。ベッドサイドで最期を看取るわけでもありませんし、外来や病床で継続して診察している放射線科医はほとんどいないでしょう。にもかかわらず、気軽に「切らずに治す」と甘言を囁く放射線科医は信用できません。

一方で、本当に「切らずに治す」ことが可能であれば、患者さんにとって大きなメリットであることも間違いありません。

しかし、多くの場合には「何のがんでこの状況ならば、こちらの治療法がベスト」というように、推奨されるべき治療方針がある程度確立しています。それらを覆してまでも、体にやさしいから放射線治療がいいというのであれば、放射線治療による長期的な生存成績データを根拠としてしっかり示すべきです。一時のパフォーマンスにしか関わらないコンサルタントのようなふるまいの放射線科医が、気軽に「切らずに治す」と言うべきではありません。これは昨今、名前だけでも聞いたことがあるかもしれない、陽子線治療や粒子線治療にも同じことがいえます。これらについては後述します。

Q 進行した食道がんでは手術のほかに手はありませんか？

A 抗がん剤を併用した化学放射線療法を先行させる治療開発も進められています

専門性を持ち寄ったワンチーム医療が必要

がん治療について考えるとき、最初に見極めたいのは、何のがんで、どのような状況に対し、何を目的として行う治療なのか、という点です。

ここでは、食道がんについてのさまざまな治療成績を紹介しながら、手術と放射線治療それぞれを比較して論じてみましょう。

ステージⅡ～Ⅲの局所進行食道がんに対して、ほぼ手術のみで勝負したがん専門医療機関での治療成績を示した全がん協生存率データ（２００４～07年手術症例）から引用してみますと、５年相対生存率はステージⅡで58・6％、ステージⅢで36・1％と報告されています。

しかし、受ける側としては大きな手術なのに、これらの数字は決して満足のいく成績だとは言い難いのではないでしょうか。けれども、手術のみで勝負した場合には、どんな名医に執刀してもらってもこのあたりの治療成績が限界だともいえます。

そこで、全身治療である抗がん剤５－ＦＵ《エフユー》＋シスプラチン療法を手術に組み合わせる治療戦略が考案されるようになりました。ステージⅡ～Ⅲの局所進行食道がん患者３３０人を対象として行われたランダム化比較試験で、手術前に抗がん剤治療を行った術前化学療法群と手術後に抗がん剤治療を行った術後化学療法群が比較され、結果は５年生存率でそれぞれ55％と43％であり、抗がん剤を行ってから手術するほうが上回りました（Ann Surg Oncol 2012; 19: 68-74)。

したがって、進行食道がんに対し、手術を軸とした治療を選択する場合、手術前に抗がん剤５－ＦＵ＋シスプラチン療法を行うやり方が推奨される標準治療として長らく認められてきたのですが、最近この治療法と比較してさらに上回る治療法だと証明されたのが、術前のドセタキセル＋シスプラチン＋５－ＦＵ療法（ＤＣＦ療法）です。

一方で、なんとか大きな手術を回避して食道を残したい患者さんを対象に、手術ではない方法による治療開発も検討されてきました。放射線治療に抗がん剤を併用した化学放射線療法です。

ステージⅡ～Ⅲの局所進行食道がん患者76人を対象として、抗がん剤５－ＦＵ＋シスプラチン療法を併用した化学放射線療法（線量分割60Ｇｙ／30回）の成績は、次の通りです。62％に食道がんが見かけ上消失し、３年生存率は45％、５年生存率は37％でした（Int J Radiat Oncol Biol Phys 2011; 81: 684-90）。さらに、同様な食道がん患者51人を対象に、抗がん剤５－ＦＵ＋シスプラチン療法の薬の用量を増やし、放射線量を落とすことで（線量分割50・４Ｇｙ／30回）、改良された化学放射線療法の治療成績は、約71％に食道がんが見かけ上消失し、３年生存率は64％という結果でした。これは手術を軸とした術前化学療法に匹敵する治療成績だともいえます（Jpn J Clin Oncol 2013; 43: 608-15）。

つまり、放射線治療を軸とした「化学放射線療法」は、臓器を温存したまま、ＱＯＬを大きく落とさずに社会復帰ができる重要な治療オプションだといえますが、手術を軸とした「術前化学療法」の長期的な生存成績よりも、データ上は「間接的に劣る」ともいえます。

現在では、より進歩した抗がん剤治療や免疫チェックポイント阻害薬を手術に組み合わせる戦略や、あるいは化学放射線療法を最初に導入し、その後にもし再発したりがんが残ってしまった場合、何らかの救済治療（切除）を追加することで、より長期的な生存利益を目指す治療開発も進められています。

肺がん、頭頸部がん、食道がん、直腸がんなどで高度に局所進行しているケースの場合、放射線治療を軸とした集学的治療が患者さんにとって利益をもたらす重要な引き出しであることは知っておいてもいいでしょう。進行すればするほど必要になってくる集学的治療は、医療サイドの都合で誰かが主役の治療ではなく、それぞれの専門性を持ち寄ったワンチーム医療であることを理解しておく必要があります。

第5章　緩和ケアは最後の手段なのですか？

Q 緩和ケアとは何ですか？

A 苦痛を取り除き、QOLを保つ治療のことです

「あきらめなさい」ではない

緩和ケアとは、「治療の中止＝絶望」のように、まるで「あきらめなさい」を意味するような負のイメージを彷彿させるものではありません。もちろん、モルヒネ漬けのようなネガティブな言い回しを指すものでもありません。

がん患者さんが、**がんと診断された時点から、何らかのつらい症状や苦痛が生じたときに、それらに適切に対応する医療の総称**のことです。「つらい」と思った時点から始まる医療であり、自分らしく過ごすための支援（サポート）ともいえます。

がんの進行により、腰が重だるくなったり、お腹が張って食事が摂れなくなったり、咳き込んで息苦しくなったり、眼球や皮膚が黄色くなったりなど、ＱＯＬの悪化を招く理由はさまざまです。緩和ケアとは、**身体的な苦痛症状がいろいろ出てきたときに、普段の生活を取り戻すためのケア全般のこと**を指します。苦痛のなかには、眠れない、身の置きどころがないというような精神的な苦痛や、死への恐怖といった死生観に向けられたスピリチュアルな苦痛も含まれます。

がん患者さんのＱＯＬを低下させる要因のほとんどは、抗がん剤の副作用や手術の後遺症などではなく、「がんの進行」そのものです。

ここでいう「ＱＯＬ」とは、一般的には「生活の質」と訳されますが、「人生の質」ととらえてもいいでしょう。そのＱＯＬをできるだけ維持しながら、自分らしく一日でも長く生きるために必要となるサポート医療が、緩和ケアの本質です。

途切れのない緩和ケアが重要

ところが、日本では現在、どこにいても質の高い緩和ケアにアクセスできる環境が整っているとは言い難い状況です。ましてや、「がん放置」といった患者さん放置に等しい考え方まで流布しているようです。

筆者自身の経験を話しますと、自身で手術した患者さんが再発してしまい、結果的に緩和ケアが必要となるケースでは、責任をもって自らが最期まで看取るのが当たり前という教育を受けてきました。当時を振り返ってみますと、主治医として患者さんを途切れなく最期まで診続けるため、患者さんやご家族にとっては安心や信頼関係が築きやすかったのだと思います。ところが、最近のがん診療は、専門性が高まることで、完全分業制になりつつあります。外科医は手術だけをして、再発したら腫瘍内科医にあとのことはお願いし、腫瘍内科医は抗がん剤だけを行い、標準治療がなくなってしまったら自宅近隣で緩和ケア科を探すようにといわれ、ようやくたどり着いた緩和ケア医からはいろいろな条件をつけられ、結局のらりくらりとかわされながら真剣に向き合ってくれない。そのような専門分業制の狭間でつらい思いをされている患者さんは少なくないような気がします。

いくら医療が高度化し、専門性が高まったとはいえ、患者さんにとっては本来ひとつながりであるはずの大切な医療が医療サイドの都合で分断されてしまうと、患者さんは最後に誰を信頼し、どうしたらよいのかわからなくなります。場合によっては、後述する「がん難民」と呼ばれるように、頼るところがなく、不安や孤独を強いられる状態に陥ってしまうわけです。

これまで緩和ケアは、ある深刻な時期が来てから慌てて施される暗い医療のようにみられてきましたが、近年ようやく、**早い時期から介入することによる途切れのない緩和ケアの重要性**が叫ばれるようになってきました。

緩和対象はトータル・ペイン

「治癒が困難ながん」と告げられた時点から、広い意味での緩和ケアは始まります。ケアの対象は、身体の苦痛だけではなく、精神的・心理的な苦痛も含まれます。これら**全人的苦痛（トータル・ペイン）**に対するケアが支援されることで、患者さんは一日でも長く、自分らしく、これまで通りの生活と人生を送れるようになるわけです。

このトータル・ペインという概念は、１９８４年に刊行された『The Management of Terminal Malignant Disease』（Saunders C.）の中で最初に提唱され、「ペインとは、身体的苦痛のみを一元的に考えるのではなく、精神的苦痛、社会的苦痛、さらにはスピリチュアルな苦痛も合わせた全人的な概念」だと示されました。次いで1990年にはWHO（世界保健機関）からも、「緩和ケアの定義とは、これらトータル・ペインに対するケアのことであり、患者さんのがん治療人生の中で早期から介入されることが重要である」と掲げられています。のちに紹介する重要なエビデンスは、このことがランダム化試験によって検証されたものです。

がんの痛み（ペイン）とは、医師が勝手に判断するものではなく、患者さんの主観に依存しています。具体的には、次のようなものを指します。

・身体的ペイン
がん性疼痛《とうつう》：日常生活への影響はどれほどか。痛みの部位は？　痛みの性質は？　強さ程度や出現パターンは？
その他、食欲不振、倦怠感、腹部不快感、呼吸困難、悪心・嘔吐、不眠など
・精神的ペイン
不安、いらだち、抑うつ症状、孤独感
・社会的ペイン

経済的な問題、仕事上の問題、家庭内の問題、人間関係など
・スピリチュアル・ペイン
生きる意味への問い、価値観の変化、死への恐怖、自責の念など

がんと告げられた患者さんの約半数が、また、抗がん剤治療を受けている患者さんの実に6割ほどが、右記に挙げたような何らかの「痛み（ペイン）」を自覚しているといわれています。

問題なのは、全人的な痛みについて無頓着のまま、漫然と抗がん剤治療のみを行い続ける医師が少なくないことです。

多職種チームによるケアを

先述した通り、かつての外科医は、がんの手術から看取りまで一貫して患者さんに寄り添っていました。今から振り返ると、とても専門的なアプローチとは言い難い内容であっても、その責任感から、患者さんが息を引き取るまで休日も昼夜もなく、安否を気にかけ

続けたものです。医学が素朴であった当時は、患者さんを「最初から最期まで」診続けることができたので、患者さんとの信頼関係や心のつながりという面では、それなりに成り立っていたはずです。

しかし、前述した「トータル・ペイン」に対する考え方が普及している現在、質の高い緩和ケアを一人の医師だけで行うことは難しく、さまざまな専門性をもった多職種間での連携と協議が理想的です。例えば、がん患者さんは病状を受け入れることができず、5人に1人の割合で適応障害やうつ病になるといわれています。そのような状態が見逃されないで、精神腫瘍科医による診療を受けたり、心理的不安があれば臨床心理士や専門看護師によるカウンセリングを受けたりすることも必要になってくるかもしれません。

当然のことながら、患者さんにとってはいちばんの恐怖であるがん性疼痛に対しては、緩和ケア専門医や専門薬剤師などが連携することによって、あくまでも患者さんの主観として満足のいくレベルまで痛みを取り除くことも可能になるでしょう。

医師・看護師・薬剤師・栄養士・臨床心理士・ソーシャルワーカー（医療社会福祉士）といった多職種で専門チームを組み、前向きに生きる力を支援する質の高い「早くからの緩和ケア」が標準化されることを願ってやみません。

Q モルヒネは中毒性麻薬なのですか？

A 中毒性のない「医療用麻薬」であることをしっかり理解しましょう

根強く残るモルヒネ性悪説

適切な緩和ケアを受けることができない要因として、患者さんサイドにも問題があるとするならば、**モルヒネに代表される医療用麻薬への誤解**ではないでしょうか。

緩和ケアのなかで最も重要なのは、身体的苦痛であるがん性疼痛の緩和です。ＷＨＯは「痛みに対応しない医師は倫理的に許されない」とまで明言しています。

この苦痛を取り除くうえで重要なカギとなる薬剤が、モルヒネに代表される「オピオイド」といわれるものです。モルヒネの他にも、オキシコドン、フェンタニルなどがあります。しかし、不思議と日本の医療現場では、モルヒネについての誤った認識が根強く残っています。なぜ、そこまでモルヒネ性悪説が植えつけられ、今でも払拭されないままなのでしょうか。別名「医療用麻薬」とも呼ばれるのですが、この「麻薬」という言葉のもつ負のイメージが、まずよくないのかもしれません。昨今の著名人による覚せい剤使用の度重なる報道から「中毒になる」「廃人になる」「死を早める」といったイメージを連想させるのであれば、ここで誤解を解かなければいけないでしょう。

医療用の場合は、痛みが満足のいくレベルまで取り除けない場合、いくら量を増やしても中毒にはなりません。また、がんの進行とともに必要なモルヒネの量も随時変化していくので、使い始めより、量がどんどん増えたとしても心配は要りません。

しかし、**痛みに応じた必要量を超えてテキトーに処方されてしまうと、過剰投与となり、意識障害やせん妄を起こすことがあります。**そのような状態は、付き添っているご家族の目には廃人のように映ってしまうのかもしれません。しかしこの場合、モルヒネ自体に罪はありません。患者さんの状態や痛みの評価もなく、また丁寧な説明もなしに、下手なモルヒネの使い方をした医師の力量が問題なのです。

最後の「切り札」ではない

専門的な緩和ケアが普及していなかったひと昔前の現場では、モルヒネの使用基準も方法も主治医の独断に委ねられ、最後の最後まで取っておく「切り札」として扱われていた慣習がありました。筆者自身、研修医時代にはそのように上級医から教わったことがあります。しかし、それでは患者さんにずっと苦痛を我慢させていたということです。日本人は我慢強い気質があるせいか、患者さんは主治医に痛みを訴えることなく我慢に我慢を重ねていたのでしょう。

苦痛に耐え続けていると、エネルギーの消耗が進んでしまいます。そうした状況になって初めてモルヒネが処方されると、どうなるでしょうか。苦痛から一気に解放されたとしても、痛みをずっと我慢していたせいで、すでに気力も体力も消耗し尽くし、もはや前向きに生きる力は残っていないのです。そして、ほどなく命の灯は尽きてしまいます。

この一連の流れを傍でずっと見守っていたご家族からすれば、モルヒネを投与したことで生命力が奪われ、死期が早まったかのように見えてしまうでしょう。しかし、この場合もモルヒネ自体に罪はありません。

モルヒネに対する誤った認識のせいで、患者さんのご家族が、その使用を躊躇したり、拒んだりすることもしばしばあります。でも、それは患者さんご本人に不利益をもたらすだけです。

痛みは生きるエネルギーを奪い取る存在でしかありません。さらには、痛みが原因による不眠や恐怖から、2次的に抑うつ症状を引き起こしてしまえば、生活の質と人生の質は大きく損なわれ、自分らしさを保てないまま最期を迎えてしまうことにもなるでしょう。

モルヒネについて、また緩和ケア全般について、正しい認識が社会全体に広く普及することを強く望みます。

Q 緩和ケアをいつから受けるべきですか？

A 抗がん剤治療と一緒に早期から念頭に置かれるのが望ましいです

ＱＯＬばかりでなく生存期間も改善

これまで、質の高い緩和ケアが早期から行われることの重要性について述べてきましたが、これにはエビデンスの裏付けがあるので紹介します。

米国のマサチューセッツ総合病院で、１５１人の転移性非小細胞肺がん患者を対象として、通常の標準治療（主に抗がん剤）のみを受けた患者群と、早期からの緩和ケアも同時に介入された患者群とを比較したランダム化比較試験が行われました。

その結果（図４）は、抗がん剤治療と一緒に早期から緩和ケアが介入された患者群で、

図4

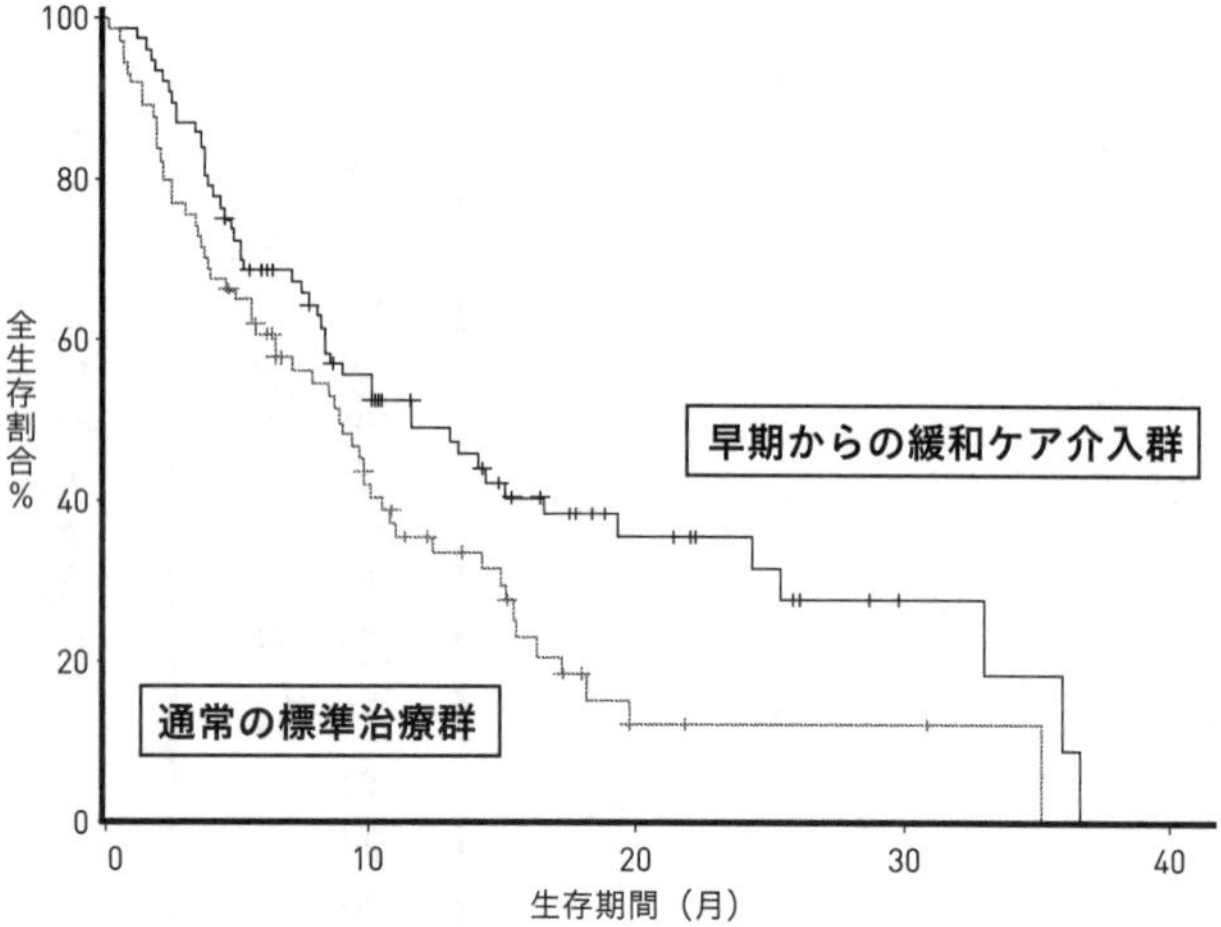

ＱＯＬの改善がみられたばかりでなく、抑うつ症状を減らし、エンド・オブ・ライフケア、すなわち身体的な苦痛のみならず、精神・心理的な苦悩や苦痛に対するケアまでも積極的に受けることができたというものです。そして、さらに驚くべきことは、生存期間の改善までも示されました（N Engl J Med 2010; 363: 733-42）。

「放置療法」では、トータル・ペインの緩和は困難

一方で、近藤誠氏のベストセラー『医者に殺されない47の心得』（アスコム）

には次のような記述があります。

「理想的な人生のしまいかたとして、よく『ピンピンコロリ』という言葉が使われます。死のまぎわまで元気に生きて、コロッと逝く。意外に思われるかもしれませんが、僕が確立した『がん放置療法』は、このピンピンコロリをかなえられる可能性が、かなり高い方法です」（『医者に殺されない47の心得』93ページ）

近藤氏によれば、病院にはできるだけ近づかず、症状が出てつらくなったら初めて病院に駆け込むようにとのことです。しかし、それではトータル・ペインの緩和どころか、主治医との良好なコミュニケーションや信頼関係を築くのも困難です。一人ひとりのトータル・ペインへの配慮など微塵もなく、理屈のみで患者さんを裁く冷たい「がん放置療法」には近づかないほうが賢明です。

ベスト・サポーティブ・ケアの再考

ＢＳＣ（best supportive care：ベスト・サポーティブ・ケア）という用語があります。標準治療をすべてやり終え、積極的な緩和ケアがさらに必要な対象を指すことが通常です。

図5

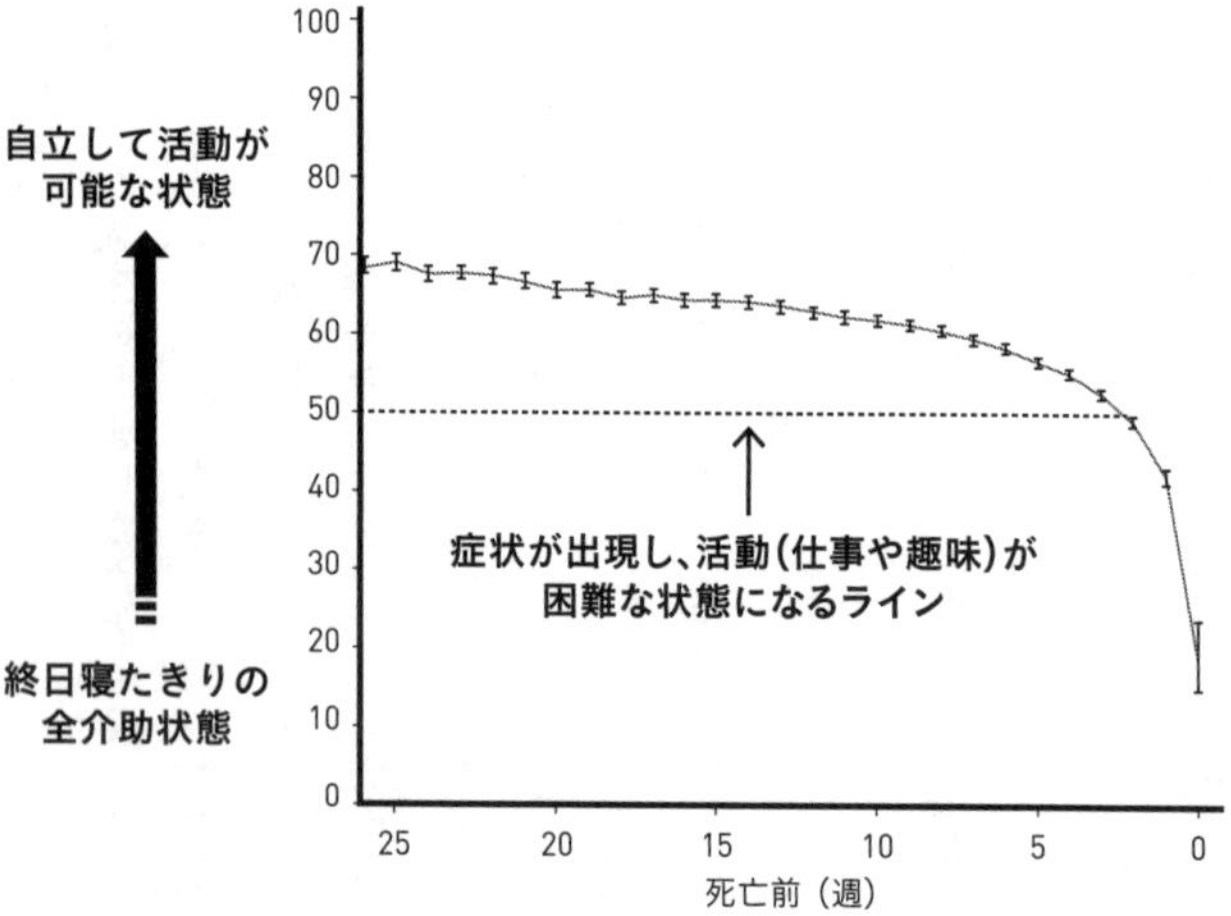

よくないのは、その言葉の使われ方が、医師サイドの治療関心がなくなった場合の「逃げゼリフ」になっていることが多いことです。読んで字のごとく、ベストなサポーティブ・ケアを必要とする患者さんたちであるにもかかわらず、その意味とは裏腹に「ベストを尽くさなくてもいい」扱いにされていることが少なくありません。

ある研究データを紹介します（図5）。これは、適切な緩和ケアを受けている治癒が困難ながん患者さん7882人のQOLの変化について、死亡する6か月以上前から時系列で追った研究結果をグラフで示しています（J Clin Oncol 2011;

29: 1151-158)。

要約すると、がん患者さんは、**緩和ケアによって、そのＱＯＬを死の間際までずっとパラレル（平行）に保つことができる**というものです。そして、がんの進行によってＱＯＬが妨げられ、自立した正常な活動がほぼ困難になって寝たきりになるのは、死亡2～3週間前に急に訪れることも意味しています。

要するに、死亡する直前までＱＯＬの急変がないことが多く、時には介助が必要になるかもしれませんが、6か月くらい前までは趣味や旅行も十分可能な時期だといえるでしょう。この時期は、患者さんにとっても家族にとっても非常にかけがえのない時間であり、**大切な時間を削ってまで、無理をして抗がん剤治療に専念し続けるものではない**というのが個人的見解です。治療を続けるにしても、優先順位を自分らしく過ごす時間や家族と一緒に過ごす時間に優先を置き、それを実現するためには、柔軟な治療のお休み（ホリデイ）もつくりましょう。

第6章　先進医療は優れた治療なのですか？

Q 標準治療とは何ですか?

A 標準治療とは現時点の「最良の選択肢」ですが……

標準治療にも格差がある

「**標準治療**」という言葉をご存じでしょうか。がん治療の現場においては、必ずといっていいほど登場する言葉です。英語表記ではstandard of careですが、best practiceとも言われます。要するに、部位ごとにさまざまな病期(ステージ)のがんがありますが、それぞれの状況に応じて、推奨される最良の治療法が設定されています。

なぜ最良かというと、**安全性と有効性がその道のエキスパートらによって証明され、比較試験によって勝ち残った治療法だからです。どのような患者さんに対しても、一定の確**

度をもって効果がもっとも多く再現できることを意味します。半面、どのような副作用や有害事象が出るのか、ひとたびそれらが出現してしまった場合、どのような対応・対策がとられるかまでのデータもあるわけです。

しかしながら「標準治療」という名前のイメージから、軽く見られたり誤解されたりすることが多いのも事実です。〝標準〟という言葉がついていますが、車の〝標準装備〟のごとく〝平均的〟あるいは〝並レベル〟という意味ではないことを知っておいてください。

国立がん研究センターが運営するサイト「がん情報サービス」では、標準治療について次のように記されています。

「標準治療とは、科学的根拠に基づいた観点で、現在利用できる最良の治療であることが示され、ある状態の一般的な患者さんに行われることが推奨される治療をいいます。一方、推奨される治療という意味ではなく、一般的に広く行われている治療という意味で『標準治療』という言葉が使われることもあるので、どちらの意味で使われているか注意する必要があります。なお、医療において、『最先端の治療』が最も優れているとは限りません。最先端の治療は、開発中の試験的な治療として、その効果や副作用などを調べる臨床試験で評価され、それまでの標準治療より優れていることが証明され推奨されれば、その治療が新たな『標準治療』となります」

ただし、筆者が強調したいのは、右記は「概念」にすぎず、実際の標準治療には差があるということです。**最高の標準治療もあれば、質の低い標準治療もあります。**なぜならば、治療は医療行為であり、それを実践する医師のレベルにも格差がどうしても生じてしまうからです。大腸がんの肝転移に対して、切除可能であるならば「肝切除」が標準治療である、とフレーズとしては気軽にいえますが、切除可能かどうかの判断や、肝切除術の手法、あるいは執刀経験数など、医師や病院によってレベルはさまざまです。下手くそな手術がされてしまうと、それで大切な命が奪われかねません。

同じような話は、抗がん剤治療にも当てはまります。この抗がん剤は標準治療だ、といっても、それを扱う医師が抗がん剤使用に不慣れであったり、投与量がテキトーだったり、副作用対策が疎かにされると、効果どころか毒性だけが与えられ、重篤な副作用でつらいだけの治療になってしまいかねません。放射線治療も、このがん腫のこの状況では標準治療だと「文言として」設定されていても、先述したようなテキトーな民間の放射線治療と、質の高いチーム医療として実践されている施設の放射線治療とでは、大きな差があるといっても過言ではないでしょう。

ですから、情報としての「標準治療は最高の治療」というキャッチフレーズと、「標準治療をうまく実践する」とでは意味合いがまったく異なってくることを理解しておく必要があります。現場で汗をかきながら、難局に挑んでいる医師ほど、気軽に「標準治療は最高の治療」とは言いません。少しでも、ガイドラインの字面通りの治療を超えた、個々の患者さんにとっての文字化できないベストプラクティスを日々模索しているからです。なので、エビデンスがないからと一刀両断する医師のなかには、情報のやりとりをしているだけで、むしろ現場では〝平均的〟あるいは〝並レベル〟の標準治療にしかなっていない可能性もあります。

もう一つ、標準治療が文言として羅列されている各臓器別の「診療ガイドライン」をまるで「バイブル」かのように扱う医師もいますが、それもまたおかしな話です。ガイドラインは、あくまでも世にある数多のエビデンスの最大公約数であり、難しい局面ではあまり意味をなさないことも少なくありません。繰り返しになりますが、**標準治療とは、文言の話ではなくて、治療の実践であり、その選択を安全かつ上手に、有効性を最大限に発揮してくれるプロフェッショナルな医師選びが必要**だということです。

前置きが長くなってしまいましたが、この章では、標準治療以外の選択肢としてしばしば挙げられる「先進医療」についても説明します。読者の皆さんにはぜひ正しい知識を身につけていただきたいと思います。

Q **先進医療とは何ですか？**

A **先進医療とは厚生労働省で承認された施設でのみ実施可能な自費テスト治療です**

標準治療に勝る治療ではない

「**先進医療**」とは、簡単にいうと、保険診療との併用は認められていますが、**現段階ではまだその有用性が十分に確立されていない暫定的な治療**のことを指します。

暫定的なので、治療費は「自己負担」ということになります。

もちろん、それらのなかには将来的に有望で「標準治療」に格上げされるものも出てくる可能性はあります。しかしその半面、よく調べてみると従来からある標準治療よりも効果が上回るわけではないことが判明し、先進医療から外されてしまうことも少なくありません。

〝先進〟という言葉のもつイメージから、キラキラした特殊な治療だと思われる読者も多いかもしれませんが、患者さんへの利益という観点からまだ科学的根拠が乏しく、少なくとも現状「標準治療」に勝る治療ではないため自己負担させられているということに留意しておく必要があります。

にもかかわらず、何やら立派なハイグレード治療のごとく、施設や医師自らが宣伝に売って出ることも多く見かけます。現時点においては、「標準治療」になるためのテストが行われている最中にもかかわらず、**どこにもない優れた治療かのような過剰な期待を促す宣伝には慎重になったほうがいい**でしょう。見方によっては、医療機関の営利や先進医療を担当している医師の個人的利害のための宣伝になっている可能性もありますので、冷静な判断が必要です。

比較試験によるフェアな判定で取り下げられたケース

腹膜《ふくまく》播種《はしゅ》を抱えたステージⅣの進行胃がんに対する先進医療技術として、「パクリタキセル腹腔内投与および静脈内投与並びにＳ－１内服併用療法」というものが、かつてありました。

対象は、腹膜播種を伴う進行性胃がん（腹水細胞診または腹腔洗浄細胞診により遊離がん細胞を認めるものに限る）です。

腹膜播種とは、がんが胃の壁を突き破って、腹腔内に種をまいたように広がる転移様式のことです。胃がん治療を考えるうえでは、なかなか克服し難い大きなテーマであるため、多くの胃がん患者さんにとって新しい治療法として期待され、世界的にも非常に注目された先進医療でした。

東京大学医学部附属病院を中心とするグループが、その有効性を評価するために、ランダム化比較試験という方法でテストを行いました。詳細を説明すると、当時の標準治療であった抗がん剤Ｓ－１（経口）＋シスプラチンが静脈内投与される治療群と、先進医療として認定されていた抗がん剤Ｓ－１（経口）＋パクリタキセルの静脈内投与に加えて、さらにパクリタキセルを腹腔内に投与する試験治療群を比較した臨床試験が、胃がん患者１８３人を対象に行われたのです。

結果は、達成目標であった全生存期間において、中央値で15・２か月vs17・７か月と数字上は先進医療のほうが上回ったものの、統計学的には残念ながら有意な差がみられませんでした（J Clin Oncol 2018; 36: 1922-29)。ただ、この比較試験によって、抗がん剤パクリタキセルを腹腔内に投与することでメリットが得られる患者集団も認めたため、今後、同様な患者さんに対して希望の光が垣間見えた有意義な臨床試験だったともいえますが、残念ながら標準治療に格上げという結果には至りませんでした。

先進医療と標準治療の違いを語るうえで、患者さんにとって真に利益があるかどうかを客観的に検証する作業がいかに重要であるかがおわかりいただけたと思います。そして、この先進医療のように、フェアに臨床試験が行われただけマシだということです。

がんワクチン療法も先進医療？

大学病院で先進医療として行われているがんワクチン療法や活性化自己リンパ球移入療法と、巷のクリニックで行われている同様な名のついた治療とは、一体どこがどう違うのでしょうか。

実は、筆者にもわかりません。毎度、同じ大学病院で継続して先進医療として扱われていますが、有効性を示したまともなエビデンスは一度も発信されていません。個人的見解としては、少なくとも、前に触れたようなフェアな臨床試験とは言い難いかたちで、あたかも効果がある治療のように思わせながら、患者さんに高額な治療費用を請求して行われている印象すらあります。

もし、それらに過度な期待を抱きながらアクセスされるときは、あくまでも効果があるとは言い難い、**実はまったく効果がないかもしれないテスト治療**であることを十分に理解され、利益（効果）が不確かで、コストと大切な時間のロスという不利益もあるという冷静な目でもって、その選択には慎重になったほうがいいでしょう。

Q 粒子線治療は夢の治療法なのですか？

A 粒子線治療も対象によってまだ暫定レベルの治療です

万能治療などではない

現在の放射線治療技術は、以前よりも格段に進歩していることを第4章で説明しました。チーム医療のもとに、精度の高い「真の4次元的ピンポイント照射」が広く標準化されるようになっています。それと並行して、エネルギーの発揮の仕方が従来のX線とは異なる陽子線や重粒子線を用いた、いわゆる粒子線治療が登場し、「先進医療」として位置づけられ、多くの人の注目を集めています。

陽子線や重粒子線は、治療すべきピンポイント領域に高い線量を集中的に照射できる利点があります。この高線量域を**「ブラッグピーク」**と呼びます。陽子線治療は、強度変調放射線治療（ＩＭＲＴ）のような高精度なピンポイントX線治療よりも線量の集中性が高いと言われています。重粒子線治療は、線量集中性が高いこともさることながら、高い電離密度によって、細胞致死効果が2～3倍高いともいわれています。

今、この「先進医療」を実施する大がかりかつ莫大な費用を投じた治療装置が、全国各地で世界に類を見ない数が設置されるようになりました。２０２２年4月現在で、なんと25施設も全国に設置されているのは驚きです。重粒子線治療が6施設、陽子線治療が18施設、両方可能な施設が1施設です。それだけ、政策として行政の強い後押しもあるのでしょう。とくに重粒子線治療は、海外ではドイツ2施設、中国2施設、イタリア1施設、オーストリア1施設のみであるにもかかわらず、日本だけが施設数で抜きんでています。

莫大な設備投資の傍ら経済活性の起爆剤とでも考えられているのでしょうが、見合った需要がそれほどあるのかはなはだ疑問です。各生命保険会社が「粒子線治療特約」などを謳う保険商品を盛んに売り出していることも相まって、まるで粒子線治療を「万能治療」のように扱うキャンペーンが横行しています。

しかし実際のところ、コストの割には画期的に進歩した放射線治療技術を凌駕することを示す有効性データはみかけないというのが実情です。**粒子線治療の基本的な位置づけとは、あくまでも「従来の放射線治療の代替」として議論されるべきであり、本来あるべき標準治療体系を身勝手に覆してまで行う治療ではない**と考えます。

しかし、粒子線治療を「ビジネス」という観点からとらえてしまうと、手術や抗がん剤治療のリスクを誇大にあおることで、「切らずに治す」「心と体にやさしい治療」という甘言を巧みに織りこみながら、粒子線治療に誘導するやり方が至るところで見受けられます。

現時点で科学的根拠があるために保険診療として行える疾患のうち、実際に「切らずに治す」という目的で成り立つ対象は、小児腫瘍を除くと前立腺がんのみでしょうか。他はすべて「手術による根治的な治療法が困難な」限局した病巣、あるいは再発性、抗がん剤が効かなくなったケースのみで、治すためではなく生存利益を少しでも見いだすための緩和目的の位置づけです。

・陽子線治療：小児腫瘍、鼻副鼻腔扁平上皮がん、頭頸部悪性黒色腫、嗅神経芽細胞腫、腺様嚢胞がん、高悪性度唾液腺腫瘍、頭頸部非扁平上皮がん、前立腺がん、脊索腫、軟骨肉腫、骨肉腫、その他の稀な骨軟部肉腫

・重粒子線治療：非扁平上皮がんおよび涙腺がん、頭頸部悪性黒色腫（眼球を含む）、鼻副鼻腔および聴器原発扁平上皮がん、頭蓋底腫瘍、骨軟部腫瘍、頭頸部骨軟部腫瘍

「切らずに治す」の甘言に注意

今回の診療報酬改定（２０２２年４月時点）により、新たに適応疾患が拡大して、次の疾患で公的医療保険適用となりました。

・小児腫瘍（限局性の固形悪性腫瘍に限る）
・手術による根治的な治療が困難な骨軟部腫瘍
・頭頸部悪性腫瘍（口腔・咽頭・喉頭がんの扁平上皮がんを除く）
・手術による根治的な治療が困難な肝細胞がん（長径４cm以上のものに限る）
・手術による根治的な治療が困難な肝内胆管がん
・手術による根治的な治療が困難な局所進行性膵臓がん
・手術による根治的な治療が困難な局所大腸がん（手術後に再発したものに限る）

・手術による根治的な治療が困難な局所進行性子宮頸部腺がん
・限局性および局所進行性前立腺がん（転移を有するものを除く）

その多くに「手術による根治的な治療が困難な」の冠がついている通り、外科医の評価があってはじめて適応となることが多く、また同時に抗がん剤治療の併用が必要な患者さんも少なくありません。外科医や腫瘍内科医などの他職種の判断も仰がずに、放射線科医の独断で、直接、患者さんに気軽に「切らずに治す」「心と体にやさしい治療」と甘言を囁きながら粒子線治療に誘導するようなキャンペーン活動には、さすがに批判的になってもいいでしょう。莫大な投資回収のための利己的なポジショントークと考えてもよさそうです。

第4章でも説明したように、がんは一時のパフォーマンスの成功のみで「治る」と言い切れる病気ではありません。ましてや、放射線治療医は最後まで責任をもって診てくれないことがほとんどです。最近ではステージⅠの肺がんに先進医療として粒子線治療を行い、医療事故といっていい不幸な死亡例が報告されています。粒子線治療のみを行っている医療機関は、放射線治療の専門医しかいないことが多く、ひとたび患者さんに有害な出来事が起きてしまうと、適切なケアが迅速に行き届かないことがほとんどです。

日本放射線腫瘍学会による「粒子線治療施設等のあり方に関する声明」（同学会ホームページ２０１４年）をみますと、こう記されています。

「粒子線治療装置は、達成可能な線量分布に明らかな進歩があり、薬事法承認を得た装置の基本的な安全性は確保されております。しかし、従前の治療をどの程度上回る効果が得られるのかは、一部を除き、未だ不明な疾患が多いのが現状です。最適な投与線量・治療効果・長期的な安全性に関して、臨床研究あるいは先進医療の枠の中でまだ検証途上であり、現段階で適正な立地数は不明です。（中略）このような状況で、粒子線治療装置が国内に乱立することは、日本の がん診療体制を歪める可能性が高いことから、日本放射線腫瘍学会では、以下のごとく、粒子線治療装置の節度ある導入に向けて提言致します」

若干古い時期のものですが、生命保険会社とタイアップして、過熱する粒子線治療への勧誘が目に余る現状に釘を刺す冷静な声明だといえます。

バックグラウンドのない民間病院の粒子線治療には要注意

普段から専門的ながん診療が整備されている背景のもとで、**「従来の放射線治療よりも副作用リスクが少ない」「2次発がんのリスクが少ない」「治療スケジュールの短縮が可能」**といった利点を生かして粒子線治療が有効であるというエビデンスを慎重に重ねていくアカデミックな姿勢は、将来の患者さんのためにも必要と考えます。

一方で、一部の民間病院のように、外科や腫瘍内科の診療レベルが未熟で、そもそもががん患者さんを専門的に診る総合力が備わっていない施設であるにもかかわらず、陽子線治療や重粒子線治療の効果を誇大に宣伝するふるまいは、問題視せざるをえません。

粒子線治療を使用する場合には、これまで何度も繰り返してきたように、暫定治療の扱いである以上は適応条件をしっかり定め、「一定のルール」に基づいて行われなくてはいけません。

さらには外科医、腫瘍内科医、緩和ケア医など、プロフェッショナルな多職種の連携のもとで、患者さんの利益を最大限にできるよう、治療全体のなかで粒子線治療の意味合いが論じられるべきです。場合によっては、手術+粒子線治療、抗がん剤+粒子線治療が必要となる患者さんも少なくないはずですから。にもかかわらず、外科医や腫瘍内科医のいないところで手術や抗がん剤のリスクをあおり、粒子線治療をまるで〝魔法の杖〟のように宣伝するふるまいには、くれぐれも気をつけたほうがいいでしょう。

第7章　民間のがん治療クリニックは信頼できますか？

Q 民間クリニックの免疫療法とは何ですか？

A サイエンスもどきの素人による「エセ免疫療法」です

「何かが変だ」と批判的に吟味しましょう

高額なマンションや車を購入する際は、メリットとデメリットをしっかり吟味し、納得のいく商品を選ばれるはずです。では、クリニックで行われている高額な免疫療法は、本当にがんに効くのでしょうか。本当に治療として成り立っているのでしょうか

そんなに立派な治療であれば、とっくに保険診療として認められているはずです。もちろん、隠しておく治療ではなく、世界中の多くの同様な患者さんにも迅速に届けられるべきでしょう。真に画期的な治療ならば、先の本庶佑氏の業績のようにノーベル医学賞の対

象となってもいいわけです。

要するに、がん治療と称する以上は、どこにあっても普遍性をもたないといけません。ところが、**あるクリニックへ行かないとできない治療、高額な費用を払わないとできない治療ということは、何かが変だと、批判的に吟味する必要があります**。

しかしそうはいっても、心配や不安でいっぱいの患者さんの心理を考えると、藁にもすがりたいという心情は重々理解できます。ただ、もし「ニセの藁」と事前に吟味できていれば、貴重な時間やお金を奪われることなく、ご自分のため、ご家族と過ごす時間のために有意義な使い道はいくらでもあるような気がします。この項では、免疫細胞療法の現状について客観的な評価をしてみたいと思います。

真の免疫療法は「免疫チェックポイント阻害薬」のみ

がんの免疫療法は、先述した免疫チェックポイント阻害薬の登場によって、現在もなお世界中で大変注目されています。これまで失敗の歴史を繰り返し、胡散くさいものとして扱われてきた免疫療法は、一躍ブレイクスルーとなり、手術、抗がん剤治療、放射線治療に次ぐ、治療の第4の柱として脚光を浴びることになりました。

しかし一言に「免疫」といっても、漠然とした抽象的な意味合いでしかないので、具体的に整理をする必要があります。

「免疫」とは、自分（自己）と自分ではないもの（非自己）を見分けるところから始まります。細菌やウイルスなどの病原体は、外から侵入してくるので完全な非自己ですが、がん細胞は、先にも説明したようにもともと自己の遺伝子変異の蓄積から生み出された非自己だということです。

通説では、体内にがん細胞が日々生み出されたとしても、一日に数千個のがん細胞が免疫の力によって体内で排除されているといわれています。ところが、がん細胞も生き残るために、その免疫系から逃れたり、免疫系から目をくらませたりすることで、免疫応答をうまく働かなくさせるように環境を変えようとします。これを「**がん免疫編集**」といいます。まるで、生存競争に勝ち抜いていくダーウィンの進化論のごとくです。詳細は第1章をご参照ください。

そのようにして編集された免疫状態で、がん細胞に免疫応答が働かないように仕向けられたブレーキとしての環境、すなわち「**免疫チェックポイント**」を解除する目的で登場し

図6　免疫チェックポイント阻害薬の適応（2022年現在）

抗PD-1抗体	ニボルマブ（オプジーボ）	悪性黒色腫 非小細胞肺がん 腎細胞がん ホジキンリンパ腫 頭頸部がん 胃がん 悪性胸膜中皮腫 MSI-High結腸・直腸がん 食道がん 原発不明がん
	ペムブロリズマブ（キイトルーダ）	悪性黒色腫 非小細胞肺がん ホジキンリンパ腫 尿路上皮がん MSI-High固形がん 腎細胞がん 頭頸部がん 食道がん MSI-High結腸・直腸がん 乳がん
抗PD-L1抗体	アテゾリズマブ（テセントリク）	非小細胞肺がん 小細胞肺がん 肝細胞がん
	デュルバルマブ（イミフィンジ）	非小細胞肺がん（局所進行） 小細胞肺がん
	アベルマブ（バベンチオ）	メルケル細胞がん 腎細胞がん 尿路上皮がん
抗CTLA4抗体	イピリムマブ（ヤーボイ）	悪性黒色腫 腎細胞がん MSI-High結腸・直腸がん 非小細胞肺がん 悪性胸膜中皮腫

たのが、免疫チェックポイント阻害薬です。これまでの抗がん剤と異なるのは、**がん細胞に直接働きかける薬剤ではなく、がん細胞が生存していくうえで好都合な周りの環境に働きかける**という点です。Tリンパ球（T細胞）に対してブレーキをかけているCTLA-4、PD-1、PD-L1などの免疫チェックポイント分子を標的として、間接的に「細胞障害性T細胞」の活性化を促します。さまざまながん腫に対する臨床試験によって、免疫チェックポイント阻害薬の有効性がしっかりと検証され、なかにはまるで完治したかのように、がんが消失し続けているケースも散見される画期的な薬物治療だといえます。ただし、生体の恒常性を健全に保つ機能も重複しているため、免疫チェックポイント阻害薬の使用によってひとたびT細胞が活性化すると、自己免疫性疾患に似た特有の副作用も出てしまいます。時にはその副作用で死亡するケースもあるため、「諸刃の剣」のような薬だともいえます。それでも、これまで胡散くさいとされてきた免疫療法が、がんに対してもしっかりと免疫応答が誘導されることが証明されました。現在、多くの製薬企業がしのぎを削って、多くのがん腫に対し免疫療法開発が進められています（図6）。

眉唾な素人治療

一方、クリニックで行われている免疫細胞療法の理屈は、免疫の攻撃を高めるアクセル方法がとられています。攻撃を司る「エフェクター細胞」である細胞障害性T細胞、γδ（ガンマデルタ）T細胞、NK（ナチュラルキラー）細胞などを患者さんのリンパ球から採取して、体の外で培養し、エフェクター細胞の数を増やしたり、刺激を加えたりします。そうして、がんに対する攻撃力を高めてくれると期待されたものを、再び体に戻す**「活性化リンパ球療法」**は、養子免疫療法とも言われます。すでに1980年代から2000年初代頭まで実験的に盛んに行われてきましたが、有効性を示すことができず、すでに失敗のレッテルが貼られています。その負の歴史が、いつしか「がん免疫療法は胡散くさいもの」という印象を与えるようになりました。

ところが、「免疫チェックポイント阻害薬」の登場で、がん細胞に対しても免疫応答が働くことが広く周知されたわけです。だからこそ、本物と偽物の区別がより必要な複雑な状況（カオス）となっています。現在でも、当時の「胡散くさい」サイエンス空っぽの残党が、相も変わらず高額な詐欺的免疫療法をクリニックという場で大々的に展開しているわけです。それも、「免疫チェックポイント阻害薬」の話をうまく織り交ぜながら、さらには、実際に免疫チェックポイント阻害薬をごく少量でテキトーに使用したりもしています。注意しないといけないのは、そもそもが素人で副作用の管理ができないため、規定されている量ではなく、当てずっぽうなわずかな量のみ交えて投与しているということです。

さらに厄介な問題は、それらクリニックで使用されている免疫チェックポイント阻害薬の卸ルートと品質保証です。

免疫チェックポイント阻害薬の中でも、抗PD－1抗体薬といわれる「ニボルマブ（商品名オプジーボ）」や「ペムブロリズマブ（商品名キイトルーダ）」、あるいは抗PD－L1抗体薬といわれる「アテゾリズマブ（商品名テセントリク）」、抗CTLA－4抗体薬といわれる「イピリムマブ（商品名ヤーボイ）」などを、各メーカーからクリニックとして正規に卸・使用認可を受けたのは筆者のクリニックが国内で初めてです。スタッフ医師のがん治療経験、専門資格、安全な治療環境、センター病院との密な連携が可能であることなどの諸々の条件をすべて満たさないと、国内では正規には使用できません。ということは、身勝手に「免疫チェックポイント阻害薬」を使用しているクリニックの薬剤仕入れルートは闇だということです。

話を元に戻しましょう。国内では、胡散くさい同じエフェクターT細胞療法でも、がん組織から腫瘍浸潤リンパ球を分離して、体外で培養し増殖させたあとに、患者さんに戻す「標的抗原エフェクターT細胞療法」は今後、海外の優れた研究者やエキスパート医師らがスクラムを組んで、臨床試験でその有効性が調べられていくはずです。ほかにも、「腫瘍抗原特異的TCR遺伝子導入T細胞輸注療法（TCR-T細胞療法）」や、すでに急性リンパ球性白血病や非ホジキンリンパ腫を含む再発・難治性血液疾患に対して実用化されている「キメラ抗原受容体（CAR）遺伝子導入T細胞輸注療法」は、まさにT細胞のアクセルを強化した有望な治療です。世間でも非常に高額な免疫療法として話題になりましたが、保険適応疾患の患者さんにとってはとても大切な治療法です。

しかし注意しないといけないのは、一時期、新型コロナウイルス感染症の重症例で話題になったサイトカイン放出症候群（サイトカインストーム）や、脳症などの重篤な副作用がときどき起こりうる治療法であることから、ICU（集中治療室）管理が可能な環境下で、高度な専門性を有した血液腫瘍内科医しか現状扱うことができません。

本当のがん免疫療法は、クリニック治療で宣伝されるように、決して「体にやさしい」「副作用がない」治療ではないということがすでにおわかりでしょう。免疫チェックポイント阻害薬も画期的な治療薬ですが、その有効性を発揮できる患者さんの割合は約2割ほどで、逆に命を奪いかねないようなものも含めて副作用が起きることがしばしばあります。抗PD－1抗体薬「ニボルマブ（商品名オプジーボ）」の添付文書に記載してある副作用を記載します。

・重大な副作用：間質性肺炎、重症筋無力症、心筋炎、筋炎、横紋筋融解症、大腸炎、小腸炎、重度の下痢、1型糖尿病、重篤な血液障害、劇症肝炎、肝不全、肝機能障害、肝炎、硬化性胆管炎、甲状腺機能障害、下垂体機能異常、神経障害、腎障害、副腎障害、脳炎、重度の皮膚障害、静脈血栓塞栓症、インフュージョンリアクション、血球貪食症候群、結核、膵炎、重度の胃炎など

専門医らは、治療現場で前記の副作用に細心の注意を払いながら、ひとたび副作用が起きても深刻な状況にならないためにさまざまな工夫を行っているわけです。

「がんワクチン療法」についても同様です。がん細胞に対する細胞障害性T細胞の免疫応答は、がん細胞として認識される目印「がん抗原」に対するものであることから、これま

でがんペプチドワクチン療法、腫瘍細胞ワクチン、樹状細胞ワクチンなどが試みられてきましたが、その有効性は微々たるもので、単なる経過観察とほぼ等しい「プラセボ効果」程度の有効性しかなかったことが、すでに２０００年代初頭に報告されています（Nat Med 2004; 10: 909-15）。

一方で、がん細胞の出現によって、新たに非自己として生じてくるネオアンチゲン（neo-antigen）は、細胞障害性T細胞のより強い免疫応答を促すと考えられ、現在、世界中の優れた基礎研究者とエキスパート専門医らが手を取り合ってグローバルで研究が行われている最中です。ところが、国内に目をやると、多くのがんワクチン療法が眉唾的なインチキ療法にしかみえません。

ある大学病院が主体となって長年にわたり行われている丸山ワクチンについても同様なことがいえるでしょう。オフィシャルサイトをみると、１９６４年から50年以上にもわたり暗黙的に使用されていて、２０１９年12月末までに41万１５００人に投与されてきたと記述がありますが、そのワクチンが治療として有効だと示す客観的なエビデンスをみたことがありません。まさに胡散くさいワクチン療法の代表といっていいでしょう。

一方で、クリニックで行われているワクチン療法の宣伝文句をみると、丸山ワクチンにも当てはまるのですが、「副作用がほとんどない」ことが強調されています。しかし、真の免疫療法とは「諸刃の剣」と申し上げたとおり、必ず、効果とともに副作用も念頭に置かなければいけません。

一般的にいえることは、**クリニックのがん免疫療法に副作用がないのは、「免疫応答が起こっていない」と考えたほうがいい**でしょう。もちろん、副作用がないのはいいことに決まっているのですが、実際には現状の医学の進歩では難しいと考えます。ましてや、サイエンスの所在も不明確なクリニック免疫療法は、治療という観点から、患者さんの体内で実は「何も起こっていない」可能性が非常に高いといってよいでしょう。

がん医療ではなく、がんビジネス

免疫チェックポイント阻害薬とは異なる免疫療法を使用する場合、研究レベルのものとして真面目に安全性と有効性を確認する作業（臨床研究）が行われているのであればまだいいのですが、クリニック治療の場合は、それら倫理的作業を放棄しているばかりか、単価数十万〜百万円単位の法外な費用まで患者さんから徴収する始末です。

これらクリニックに共通するのは、「あらゆるがんに効く」というような誇大な宣伝文句を謳っていることです。

冷静にみると、がん腫ごとに治療体系はさまざまで、腫瘍（がん）免疫という学問もまだまだ発展途上でわからないことが多々あるのです。さらにはノーベル賞レベルの業績から生まれた免疫チェックポイント阻害薬の効果ですら、例えば膵臓がんでは効果が期待できないように、がんによって解釈が細かく異なるにもかかわらず、サイエンスの拠りどころもない怪しげなクリニックが、なぜそのようなことを言い切れるのでしょうか。

そして最大の問題は、そのような治療を手がけている医師らの多くが「素人」だということです。おそらくは、進歩し続けている標準治療の実践すらできないレベルでしょう。巷の免疫療法クリニックの院長募集要項には「経験不問　年収○千万円　やさしく患者さんと接するだけ」という条件で人材をリクルートしている求人が出回っています。そうなってくると、むしろ患者さんをマーケットとした黒い「がんビジネス」だといえます。

もちろん、こうした治療を「もしかしたら効くかもしれない」から受けてみたいという患者さんの気持ちを全否定するつもりはありません。ただ、こうしたクリニックで行われている免疫療法には、高額な自己負担というリスクに見合うリターンはほとんど期待できないでしょう。さらに、高いコストという「経済的副作用」ばかりでなく、患者さんにとって、家族にとって、かけがえのない大切な時間までも奪われてしまいます。「どうしても何かやっておきたい」経済的に余裕のある患者さんにとっては、余計なお世話かもしれませんが。

また、大手の免疫療法クリニックほど、資本力が潤沢な上位組織の経営傘下にあることがほとんどで、クリニックの院長もいわば雇われの身だといえます。そして、さらに問題なのは、声を大にして宣伝に勤しんでいるクリニック院長や関係者らは、その会社の株を大量に保有しているという蜜月の関係性です。これは、ある種の循環取引であり、医学を扱う者としての公正さや中立性はすでに失われています。利己のために、インチキを貫くしかない悪質な構造が前提にあることを、賢明な読者の皆さんにはぜひ知っておいていただきたいと思います。さらに、名のあるがん専門センター病院の要職に就いていた人物らのリタイア後の天下り先になっている大手クリニックもあるので、心配や不安でいっぱいの患者さんには、本物と偽物の区別がわからなくなってしまう難しさもあります。

状態が悪化すれば患者を投げ出す

インターネット上で、「がん」「免疫療法」というワードで検索すると、クリニック免疫療法の宣伝サイトが所狭しと登場してきます。なぜ、これほどまで多く免疫療法を掲げるクリニックが乱立しているのでしょうか。このような光景は日本特有ともいえます。平たくいえば、「ラクをしてお金が儲かる」からです。そして、医師の資格さえあれば、誰でも参入できるということもあるでしょう。

がんの手術や抗がん剤治療の素人であっても、それらのリスクをあおりながら、自称「がん専門医」を演じることが可能です。いくら名の知れた大学医学部を卒業していようが、海外の有名大学に留学の経歴があろうが、決して騙されてはいけません。しかし、心配で不安な患者さんは、そこに少なからずの希望や奇跡があると信じて近寄ってしまうわけです。

こうしたクリニックで治療に関わっている医師の素性には、疑念がつきまといます。本当にがん治療を専門として真摯に患者さんと向き合ってきた医師など、ほとんどいないでしょう。それを示す事柄として、患者さんにもし何か問題が起きたとしても、適切な対処はしてくれません。素人が多いのでケアができないともいえます。したがって、最初は優しく甘い言葉で迎えてくれるのですが、状態が悪化すれば、患者さんを投げ出すわけです。

実際に、そのような目に遭った患者さんらを筆者は多数みてきました。そして最近では、**収益の少ない民間病院が率先して詐欺的クリニックとコラボレーション**し、双方にとってビジネスを軸とした悪質なスクラムが、至るところでみられるようになっています。

品質や精度管理は大丈夫か

では具体的に、民間クリニックではどのような手順で治療が行われているのでしょうか。

まず治療セミナーと称して、説明会を開催し、そこに来た患者さんやそのご家族たちにもっともらしい理屈を並べて、立派な治療のように錯覚させます。インパクトのある動画に関心を示した人たちは、顧客候補としてリストアップされます。そして「あきらめなくて大丈夫ですよ。必ずよくなります！」「これまでのつらい抗がん剤とは違って、体にやさしいので安心してください」と甘い言葉で囁きます。次に待ち受けているのは、支払わなければいけない高額な「お金」の話です。本来の医療とはかけ離れた言葉巧みな営業戦略というものがあり、すでにこの時点で、胡散くささ満点だといってよいでしょう。

実際には、患者さんから大量の血液を採取し、リンパ球を分離してクリニックで一定期間預かり、培養・強化したあとで、また元の患者さんに戻すといったやり方が多く行われているようです。ここでひとつ精度管理について大きな疑念があります。そのような過程において、採取された免疫細胞の保管状態や、培養手法の品質や精度管理は本当に大丈夫なのでしょうか。細胞を扱うための専門家や基礎研究者は本当に在籍しているのでしょうか。現場にいるスタッフらの教育は行き届いているのでしょうか。さらには、患者間での「取り違え」リスクの防止策は徹底されているのでしょうか。そうした未承認医療に対するモニタリングや監視（チェック）機能については、現時点で法的整備が行き届いていないザル状態のままだといえるでしょう。そうなると、数々の倫理面・安全面の問題が危惧されます。

薬事法の規制が働くのは、規制当局で承認された治療薬に対してのみです。そのため、クリニック免疫療法のように、効果の不確かなものに高額な費用が発生したとしても、それ自体は法的に罰則を受けにくい状況にあります。また、患者さんが亡くなっているケースが多く、家族心理としては「できる限りのことをしたから悔いはない」というふうになるため、訴訟にもなりにくいのでしょう。
具体的には、次のような表現がホームページ上に掲載されていたら、そのクリニックは胡散くさいと思ってほぼ間違いないでしょう。

(例) 治療の前後で「がんが消えた」CT写真などを掲載

治療の効果に関することは広告可能な事項ではなく、治癒や効果を保証すると患者さんに誤認を与える恐れがあり、誇大広告に該当します。また画像検査はいくらでも捏造が可能です。

(例)「世界、あるいは国内初の○○療法」

このような最上級を思わせる文言は受け手である患者さんを誘因し、本当は治療として成り立っていないのに高額な支払いのみが生じてしまうリスクがあります。また、「初」は自由に言えるフレーズですが、本当なら臨床研究として行うべきで、自由診療で患者さんから治療費用を詐取してはいけません。

（例）「〇千例、〇万例の屈指の治療件数」

効果が不明な治療であるにもかかわらず、多くの治療件数を強調することによって、優良なクリニック・医療機関であるイメージを暗示するのは、禁止されている比較広告に該当します。また、「〇千例、〇万例」とはいっても、そのうちの何割の患者さんにどのような効果がみられたのか、逆に副作用はどうであったのか、最も重要な客観的データが存在しない場合がほとんどです。つまり、効果を保証するという誤解を与えかねない誇大広告、場合によっては虚偽にも該当するでしょう。

（例）「〇〇免疫療法は副作用がなく体にやさしい」

科学的な根拠が乏しい治療法にもかかわらず、免疫力という言葉を巧みに使うのですが、本文で示した通り、真に免疫系に働きかける治療に副作用はつきものです。翻って、副作用のない治療は、結果的に免疫系に働きかけていないことを意味し、サイエンスが空っぽであることを自ら露呈しているともいえるでしょう。

Q 食事療法でがんは消えますか？

A 食事療法ではがんは消えないどころか、むしろ有害です

「○○のみでがんが消える」に要注意

現状、日本では「エセ医学」そのものに対する法的規制はありません。また、そのような科学的根拠のないもので商売をしている公益性に背く医療関係者は、海外のように資格免許がはく奪されるようなこともありません。一方で、藁にもすがりたいという思いから、「身近なハウツーでがんを克服したい」と、いわば低リスク高リターンに期待する患者さんの心理バイアスというものがあります。そして、そこにつけ込む悪質なビジネスが世に蔓延しています。

図7

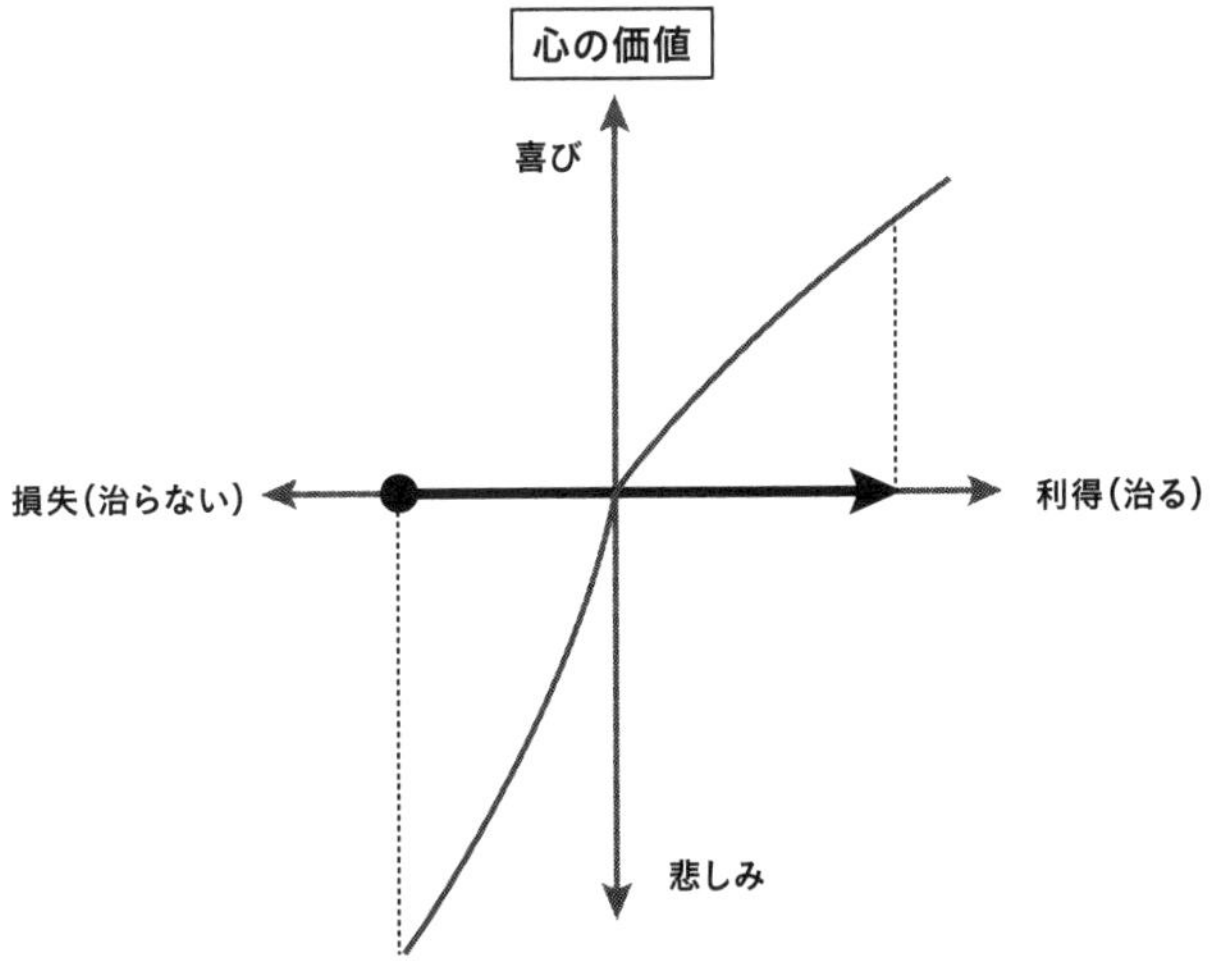

行動経済学の分野でも、不確実な状況下でどのような意思決定を下すのかについて、１９７９年にKahnemanらによって提唱された仮説モデルがあります。それによると、図７に示すような心理バイアスがあるそうです（Econometrica 1979; 47: 263-91）。すなわち、**できるだけ損失を避け、少しでも利得になる方向にポジティブな感情価値を導き出そうとする**ものです。このモデルをがん患者さんに当てはめてみると、客観的事実として治ることが難しいがんを抱えてしまった場合、いくらがんと上手に共存していくための努力を促したとしても、自身の幸福や希望につ

ながりにくい患者さんは一定数いらっしゃるような気がします。いくら詐欺めいたものだとしても、どんなに対価のない高額なものであったとしても、「治らない」という損失から目を背け、**「がんが自然に消える」「自分だけには効くかもしれない」という利得を後押ししてくれる人やモノに救いを見いだしてしまう**のは、仕方のない心理バイアスだといえます。

しかし、冷静に考えてほしいのは、真の利得はないことがほとんどで、あるのは「偽りの希望」だということです。「免疫力アップ」という表現を軽々しく使用する者、「〇〇のみでがんが消える」と主張する者、気軽に「あきらめないで」と囁く者には、くれぐれも気をつけたほうがいいでしょう。

牛肉はダメだけど牛乳はいい。いや牛乳はNGですが乳製品は効能があります。糖分はがんの餌だから絶対ダメです。だけどたくさんの果物摂取は必須ですよ。低体温はがんによくないけど、体が冷えても野菜ジュースは大量に飲むべし。野菜に含まれるβカロテンの過剰摂取は発がんリスクあるけどね。塩は厳禁、岩塩はOK。昔の日本食、とくに縄文時代の食事はよかった……なんのこっちゃです。

このような表現にみられる「がん食事療法」は、国内では定着したビジネスモデルとなり、書店の「家庭の医学」コーナーに行けば、それを扱う多くの書籍が棚を占めているありさまです。なかにはベストセラーも多く、明らかに患者さんに悪影響を与えているものも少なくありません。

なかでも有名なのは、**ゲルソン療法**です。「がんになるのはがん細胞が好む悪い食事を摂っているからだ」と1930年代にドイツ人医師・ゲルソンが提唱したもので、トンデモ療法にほかなりません。

具体的には、天然の抗がん剤と称して一日に計2～3ℓもの大量の野菜ジュースを患者さんに飲ませ、厳格に塩分を禁じ、カリウムとビタミンB12、甲状腺ホルモン、膵酵素を補給させるものです。極めつきはコーヒー浣腸で、肝臓のデトックス効果と代謝を刺激して自然免疫力をアップさせるといいます。

これまでに多くの死亡例や重篤な副作用が報告され、欧米では代替療法としてこれに近づかないよう通告もされる、危険なオカルト療法扱いとなっています。

この食事療法に頼ってしまったために、何の効果もないどころか、下痢、衰弱、電解質異常、そして急速ながんの悪化など、大切なQOLまでも奪われてしまった患者さんを筆者は何人も知っています。そして、皆ゲルソン療法を選んだことを後悔しながら命を落としていきました。国内でもこれに似た食事療法をすすめるトンデモ医師は数多くいるのですが、彼らは他にもエセ免疫細胞療法や高濃度ビタミンC点滴療法、高額サプリメント販売などの詐欺的ビジネスにも積極的に加担していることがほとんどです。

ゲルソン療法を模倣したゴンザレス療法（膵酵素、多種サプリメント、コーヒー浣腸、大量の有機野菜ジュース）というものがあり、米国で転移性膵臓がん患者を対象に、標準治療vsゴンザレス療法の比較試験が行われました（Chabot JA, et al. J Clin Oncol 2010; 28: 2058-63）。

倫理的に途中で中止された臨床試験でしたが、結果は、食事療法を行った患者集団のほうが生存期間を大きく縮めたのみならず、患者のＱＯＬを著しく悪化させることも示しました。要するに、ゴンザレス療法は不利益しか与えていなかったことになります。

「がんが消える」「がんが自然に治る」にみられるセンセーショナルながん克服本のようなものを手にする際には、批判的吟味を賢く働かせながら、妄信しないよう慎重に読み進めていくことを心がけてほしいと思います。

Q **高濃度ビタミンC療法はがんに効くのですか？**

A **効果があれば、すでに保険診療になっています**

代表的ながんビジネス商品

「**高濃度ビタミンC療法**」も、がんビジネスの代表的なものです。医療技術としては、高用量のビタミンCを静脈から点滴投与するだけのものですが、保険適用外の自由診療で、治療費は決して安価ではありません。主に美容系クリニックなどで提供され、疲労がたまったときに投与すると、一時的に「元気が出る」効果があるようです。

しかし、**これが「がん免疫力アップ」「がんに効果がある」と宣伝されているとしたならば、大きな問題**です。何やら怪しげな免疫療法や遺伝子治療などを展開しているクリニックのほとんどで、必ずオプション治療として紹介されています。

なかには「抗がん剤の副作用を和らげる効果」あるいは「高濃度ビタミンCは体に最もやさしい抗がん剤の一種です」などと謳っているクリニックまである始末です。何度も繰り返し投与することがすすめられ、気づくと「高濃度ビタミンC療法」だけで月に数十万円もの請求が来るそうです。

しかし、冷静に考えてみましょう。がん患者さんにとって本当に効果が期待できる治療であれば、保険診療として受けることができ、積極的にがん専門病院でも推奨されているはずです。ところが、そのような状況にはなっていません。それは一体なぜでしょうか。

高濃度ビタミンC療法を行うクリニックの宣伝文句には、必ずといっていいほど、「ノーベル賞を受賞したPauling博士の業績」というキャッチフレーズが登場します。何も知らない患者さんは、「高濃度ビタミンC療法はノーベル賞級の優れた治療なのだ。抗がん剤と違って体にやさしいから、受けてみよう」と思われるかもしれません。

しかし、ここで明確にしておきたいのは、Pauling博士はノーベル賞を受賞していますが、それは化学者としての業績と平和啓蒙活動の一環に対し与えられたものです。決してがんに対する高濃度ビタミンC効果の業績が認められたからではありません。

Pauling博士の研究は恣意的で再現性なし

Pauling博士が高濃度ビタミンC療法の効果について、「胃がん・大腸がん・肺がん・乳がんなど、さまざまながんを患った治癒が困難な患者100人を選択して、高濃度ビタミンC療法を実施した結果、投与されていない同じようながん患者データ1000人と比較してみると、全生存期間が平均で４～７倍も延長した」（Proc Natl Acad Sci USA 1976; 73: 3685-89/ Proc Natl Acad Sci USA 1978; 75: 4538-42）と論文で報告したのがすべての始まりです。しかし、この研究結果には、元気で都合のいい患者のみが選ばれ（選択バイアス）、恣意的な作業が働いていたとみなされています。

これが本当に科学的真理であるならば、偶然の出来事ではなく再現性があるはずであり、有効性を検証するために、メイヨークリニックがんセンターの腫瘍内科医師Moertel氏を中心とする研究グループが、ランダム化比較試験を行いました。メイヨークリニックとは、米国にある有名な医療機関です。

「高濃度ビタミンC」と「砂糖水を用いたプラセボ」（偽薬）を比較した臨床試験が２度にわたって行われた結果、いずれも高濃度ビタミンCの有効性どころか、ＱＯＬの改善すら見いだすことができませんでした（N Engl J Med 1979; 301: 687-690 / N Engl J Med 1985; 312: 137-41)。

Moertel氏は報道取材に対し、「生存利益どころか、誰ひとりとして高濃度ビタミンCによってがんが縮小したケースはない。QOLも改善しない。Pauling氏の行った研究成果は信頼に値しない」と発言しています。メイヨーの研究チームによって高濃度ビタミンCのがんに対する効果が完全に否定されたエピソードです。

それから**40年以上たった現在も、高濃度ビタミンC療法が「がんに効く」という客観的なエビデンスは存在していません。**

しかし、がんビジネス商品として「高濃度ビタミンC療法」を扱うクリニックの医師たちの多くが、メイヨークリニックが行ったランダム化比較試験で使われたビタミンCは経口投与のものであり、静脈投与しないと高濃度にはならない、とクレームをつけますが、彼らは決まって素人ばかりです。そして、さらに「高濃度ビタミンC療法」を扱うクリニックの医療内容をみると、必ずインチキ免疫療法も同時に行っています。

Q 民間療法に頼りたくなったらどうすればいいですか？

A 主治医とよく相談しながら過度な利用を避けましょう

民間療法は「効く」のか

民間療法は、正式には**補完代替医療**といい、英語でcomplementary and alternative medicine（コンプリメンタリー・オルタナティブ・メディシン）、頭文字をとってＣＡＭ《カム》とも呼ばれます。「現段階では通常医療とみなされていない、さまざまな医学・健康管理システム、施術、生成物質など」と定義され、自己判断、自己責任で行う民間療法のことを指します。

古いデータにはなりますが、厚労省がん研究助成金による研究班が行った国内の実態調査報告（J Clin Oncol 2005; 23: 2645-54）によると、**がん患者さんの約45%が何らかの民間療法を利用していた**そうです。そのうちの9割以上（96%）は、健康食品や漢方、サプリメントの類で、平均すると月に5万7000円を出費しているという結果でした。

驚くことに、6割以上の患者さんが主治医に内緒で利用し、その主な目的は「がんの進行を抑えるため」（67%）「がん治療のため」（45%）だと思っていたようです。

こういった民間療法をざっと挙げてみると、健康食品、食事療法、サプリメント、漢方、ハーブ、断食療法、温泉療法、ホメオパシー、鍼灸、自然療法、アーユルベーダ、温熱療法、磁気療法、カイロプラクティック、アロマセラピー、音楽療法、ヨガ、気功、瞑想、アニマルセラピーなどなど……。

健康食品では、キノコ類が圧倒的に多いのが日本の特徴です。なかでもダントツなのが「アガリクス」、次いで「プロポリス」、そのほかにも「AHCC」「キトサン」「サメ軟骨」などです。

裏では、「抗がん効果がある」「がんの免疫力を高める」などと宣伝して売られているようですが、**実際のがん患者さんに対する効果について信頼できるデータはひとつも存在していません。**

当然のことながら、先ほど列挙したもので、がんに「効く」と具体的に検証されているものは皆無です（緩和医療ガイドライン委員会「がんの補完代替療法クリニカル・エビデンス　2016年版」）。

「がんが消えた」「自然に治った」といった偶然は決してゼロではないのかもしれませんが、もしそうだとしても因果関係は定かではありません。もしかしたら、本当はがんではなかった可能性もあります。また、「まったく効果がなかった」のみならず「重大な有害事象（副作用）」というものについては、一切触れられることもありません。

漢方薬にがん治療としての効果はない

筆者がかつて担当していた肝内胆管がんの術後再発患者さんのケースで、抗がん剤治療中に急に肝臓の機能が著しく悪化し、入院させて様子をみていると、みるみるうちに状態が悪くなって肝不全でお亡くなりになった方がいました。

当初は抗がん剤による副作用も懸念していたのですが、「実は先生に内緒で、これを大量に飲んでいました」と、ご家族から後で報告を受けました。それは「アガリクス」のサプリメントで、一日に何十錠にも及ぶ用量をがんが治ると信じて飲んでいたとのことです。

最近だと、膵臓がんが転移した患者さんで、抗がん剤治療を受けながら日々元気に過ごされていたのですが、ある時から急に一日10回以上の下痢が続くようになりました。当然、抗がん剤の副作用の可能性も考えていたのですが、肝臓の機能も急に悪くなり、体力を著しく消耗して通常の生活ができなくなってしまったため、大学病院に入院して様子をみることになりました。原因は、どうやら「がんが治る」と言われて自前で調合された漢方薬で、調子が悪くなった1週間前から、筆者に内緒で大量に服用していました。まったくの素人医師が、平然と「がんに効く」からと高額な漢方薬を処方している話は巷にはたくさんあります。

結局、この患者さんは退院して間もなくして、それまで抗がん剤治療で上手にコントロールされていた膵臓がんが急速に悪化し、1か月後にお亡くなりになりました。患者さんやご家族も、事前に相談をしておけばよかったと後悔されていました。このようなことは、実はなかなか表沙汰にはなりませんが、決して少なくない事例のように思います。

筆者はこれら民間療法を頭ごなしに否定しているわけではありません。民間療法を上手に取り入れることで、精神的・心理的な安心感を得たり、ＱＯＬの向上につながることもあるはずです。ただし、それらには「がんを治す」「生存期間を延ばせる」という効能という意味で応えてくれる力は備わっていません。

見方を変えると、民間療法ビジネスに加担している人たちに、患者さんの幸福を真に願っている人がどれほどいるのか、ということです。

「友人が親身になってすすめてくれたから」「担当者がやさしくて、よく話を聞いてくれるから」といって、「がんに効く」という理由で高額な民間療法に手を出すのはやめましょう。**もっとも多いのが「家族・知人からのすすめ」で怪しげな民間療法を行っている**という事実です。したがって、患者さんだけがリテラシーを身につければよいわけではなく、家族や周囲の友人たちが時として悪影響を及ぼしていることも知っておいたほうがよさそうです。

周りから民間療法を強くすすめられた場合、次のことを実践してみましょう。

①「〇〇でがんが消えた」「免疫力アップでがんを治す」のようなセンセーショナルな宣伝文句に対して「それって本当なの？　根拠は？」のように、批判的吟味をする。

②情報に一方的に飛びつくのではなく、どのような根拠でその民間療法がすすめられてい

るのかを多方向から柔軟に考える。
③大学教授や有名大学出身などの権威を利用して、成功した体験談を強調しているケースはほぼ信用できないと考える。

がんという病気はお金を支払いさえすれば解決できるものではないということをいま一度、認識していただき、そのようなものを妄信してしまい、あとで後悔しないように気をつけていただきたいと思います。

また、迷ったときには、ひとりで悩まずに、まずは主治医に相談してみましょう。相談を受けた主治医も、「エビデンスがない」と断じてしまうのは容易ですが、それら民間療法が心配・不安に対するある種の拠りどころになっていることにも一定の理解を示してあげましょう。

補完代替医療はそもそも本当に効くのか、もし利用する場合はどのような点に気をつけたらいいのかを正しく指南してくれる良書『民間療法は本当に「効く」のか？』（大野智著、化学同人）があるので、ぜひとも一読してみてください。

第8章

がん難民にならないためにどうしたらよいですか？

Q がん難民とは何ですか？

A 納得や安心が得られないまま拠りどころがない状態のことです

医学の進歩と患者の幸福度が比例しない

「がん難民」という言葉に明確な定義はないのですが、日本医療政策機構のがん患者会調査報告（２００６年）の中では、以下のように表現されています。

「狭義には、治療は尽きたと医師から宣告されたが、国内未承認の最新の抗がん剤治療を受けるべく医師を捜し求めているがん患者が『がん難民』と呼ばれていることが多い。一方、より広義には、自分にあった治療を受けたいが適切な情報がなく前に進めないがん患者、過去に受けた治療に納得できず後悔を持ち続けるがん患者なども『がん難民』

と呼ばれている」

現在の医療は、当時と比べて飛躍的に進歩し、高度化しています。しかし、素朴な医学しかなかった時代にはそれほど目立たなかったはずの「がん難民」が増え続けているという実態もあります。それが何を意味するかというと、**「患者さんの幸福度が、医療の進歩に相まって、高まっていない」**ということです。

主治医の説明が理解できない、納得がいかない、信頼関係が築けないという鬱憤《うっぷん》に端を発し、それらに歩調を合わせるかのように、医療を否定する出版物やメッセージが数多く世に放たれています。インターネットやSNSが隆盛の現在、進歩した医学の恩恵を享受できないまま、情報の波に溺れ、何が有益なのか、優先順位がわからなくなっているのではないでしょうか。

エピソード　余命を乱暴に扱うリスク・コミュニケーション

ケース：64歳 男性 胃がん術後再発

――――

市の胃がん内視鏡検診（胃カメラ）で進行胃がんが発見され、住まいエリアにあるがん専門センター病院で、開腹で幽門側胃切除術＋D2リンパ節郭清を受けた。診断はステージⅡBで、手術後は再発を防ぐための抗がん剤治療としてS－1内服治療を開始したが、3か月目にCT検査で肝臓への転移を指摘される。その時点で、外科からすぐに同じ病院内の腫瘍内科へ紹介され、初めての担当医より「再発だから完治は難しい。これからは延命措置ですよ。このペースだと早ければ半年ほど、平均だと13か月の寿命ですね」と一方的にいわれ、不安となり筆者にセカンドオピニオンを求めた。

〈対話例〉

患者：治るつもりで手術を受けたのも束の間、肝臓に転移が見つかりました。ステージⅡからステージⅣになってしまい、奈落の底へ突き落された感じがしてショックです。まだ何も整理がついていない状況だったのに、初めてお会いした腫瘍内科の担当医師から余命を一方的に言われてしまいました。すごく不安になり、つらくて。

大場：○○がんセンターでの話ですよね。本当にいきなりそのような話から始まったのですか？ ちょっと信じ難い診療内容ですね。その先生は、学会などでは名前がよく知られている医師ですよ。地域では有名ながん専門病院なのに、そのようなコミュニケーシヨンだと心配・不安になるのは当然だと思います。
患者：その先生は、もう治らないことを先に伝えたかったのだと思います。だけど、こちらは心の準備が何もできていないのに、いきなり数字を使って余命の話をされると、突然のことで目の前が真っ暗になりました。
医師：そのお気持ちはよくわかります。手術を受けたときは胃がんを治すことに気持ちを全力で向けていたはずですよね。だからこそ、間もない再発という出来事だけでもショックだったと思いますよ。それなのに、いきなり平均の数字を持ち出されて、余命を断定的に言われたわけですよね。△△さんは、余命の告知を希望されたのですか？　その先生とは、しっかり時間をかけて話し合われたのですか？
患者：いえいえ、実は外科の主治医から、これからは抗がん剤が大切だと言われて、腫瘍内科の先生を紹介されました。もう外科は卒業だと。なので、その先生とは実は初めてお会いしたのですが、診察は時間にして3分ほどだったかと思います。正直いって、希望を完全に失ったように感じました。
患者妻：その腫瘍内科の先生が冷たいなと感じたのは、私たちが希望もしていないのに余命を告知してきたことだけが理由ではありません。その先生は、「早くて半年、平均で

13か月の延命措置でしかない」という話を、電子カルテに向かって言うだけで、一度も私たちに顔を向けてくれませんでした。腫瘍内科の責任者だと言っていましたので、優秀なお医者さんなのかもしれませんが、ちょっとひどくないですか。

大場：本当にひどい話だと思います。そのような医師は、患者さんにとっては優秀とはいえませんよ。その先生のもとで、これから安心して治療を受けるのは難しいですよね。治すことは難しいとしても、なんらかの目標や希望をもってこれからの治療を前向きにがんばってほしいと思います。ちなみに、医師がしばしば使う〝余命〟とは、臨床試験や論文に書いてある生存曲線データの「中央値」を言っていることがほとんどです。どれだけ生きられるかは、個々の患者さんによって皆、違うわけですから、そのような画一的な数字はあてになりませんよ。

患者妻：これまでは、外科の主治医の先生を信頼していたのですが、「もう卒業」だと言われてしまったので。初めてお会いした腫瘍内科の先生からは、治療に不安があるのであれば、いくらでも紹介状を書くからと。なんだか見放された感じがして。一体、誰を頼りにしたらいいのかわかりません。

患者：抗がん剤治療はやはり延命措置にすぎないのですか？　もう治らないということは

頭では理解しているのですが、できれば、まだまだ長生きしたいんです。あと２年は無理でしょうか。孫が小学校に入学するのを見届けたいです。

大場：もちろん、お孫さんの晴れ舞台をみるという目標は大事です。△△さんは、まさかがんを抱えているなんて、他人からみてもまったくわからないほど、今はとてもお元気じゃないですか。確かに放っておくと進行していく病気なので、抗がん剤治療は、今のままのＱＯＬを維持することが目的です。病気と上手に付き合っていくことができれば、半年、１年と今の状態のまま過ごすことができるでしょう。その先に、もちろん２年という目標も可能になってくると思います。ですから少しでも希望をもって、前向きに抗がん剤治療を受けられるような環境が大切です。△△さんの自宅から通える別の病院にいる友人の腫瘍内科専門医師を紹介しますよ。彼なら、やさしくてとても信頼できます。肝臓の転移も１個だけですから、抗がん剤でうまく病気をコントロールすることができれば、ひょっとしたら手術をして治せるチャンスも出てくるかもしれません。

患者：ありがとうございます。少し気がラクになりました。この先、誰を頼りにしていいかわからなかったので。実は、免疫細胞療法を行っている東京で有名なクリニックに予約を入れたのですが、その治療も実際にどうなのか心配で。セミナー説明会に参加してみたのですが、スタッフの人たちは皆やさしくて、「あきらめないで」といろいろ励ましてくれるんです。すごく効果があるという実験データも動画でみせてくれました。副作用もほとんどないらしいです。ただ、私の病気に本当に効果があるのか、治療費も貯金を切り崩さないととても払えないほど高額なので、大場先生に一度、確認しておきたいと思って。

大場：有名というのはお金をかけた宣伝が上手なだけで、決して医学として優れているという話ではありませんよ。現状、クリニックという場で行われている免疫細胞療法は、すべてエセ医学の範疇といっても過言ではありません。実際のがん患者さんに対する効果については、客観的には何も証明されていません。あと、本当の免疫療法には副作用リスクが必ずあるので、「副作用がない」ということは、免疫系に働きかけていないということを意味します。スタッフたちがやさしくふるまうのも、ビジネス上の営業だからですよ。世に数多ある詐欺的商法とまったく同じやり方ですから、くれぐれも気をつけてください。どうしても△△さんが受けたいというお気持ちがあるのであれば、頭ごなしにダメとは言いませんけれど、結果的には大切な時間とお金だけが奪われる可能性がとても高いので、私はおすすめしません。

患者妻：○○がんセンターから見放された感じがしたので、家族として藁にもすがりたい気持ちだったのです。大場先生とお話をしてから、いろいろと冷静に考えられるようになりました。ただ……実は、免疫細胞療法クリニックのほうは、治療費支払いの契約をせかされたので、すでに１００万円ほどのお金を支払ってしまいました。最初の２回だけは、お金を払ったので、受けてみようかと思います。その先については、またご相談をさせてください。主人とわたしたち家族みんなが希望をもって、これからの人生をがんばっていきたいと思います。ありがとうございました。

対話不足が「がん難民」を生んでいる

がん診療に限らず、医師サイドのコミュニケーション・スキルに問題がある話は決して少なくありません。本ケースの問題は、質の高いがん診療教育が必ずしも行き届いていない一般病院ではなく、地域の基幹となっているがん専門センター病院での話だということです。多くの患者さんが集中する大きな病院（ハイボリュームセンター）では、患者さん一人ひとりに割く時間が短くなるのはやむをえませんが、いくら短時間でも本ケースのような診療のやりとりでは、主治医との信頼関係を築くことは困難といえるでしょう。

とりわけがん治療においては、**主治医と患者・家族の双方で納得した意思決定を共有（シェア）することは不可欠**です。医師と患者・家族の信頼関係のもとで、治療の目標・目的、治療内容などの共通認識をもったうえで、患者さん自らが納得して、安心して治療を受けるための意思決定プロセスのことを、**協働意思決定**（shared decision making; SDMシェアド・デシジョン・メイキング）といいます。

残念なことに、そこに大きな歪みが生じてしまうと、結果としてがん難民を生み出すリスクにつながってしまうことを、本ケースは端的に示しています。ここで取り上げた医師は、人口あたりの医師数が米国と比べて極端に少ないと言われている腫瘍内科専門医です。

さて、本ケースの数ある問題点のひとつを挙げるとするならば、医師の患者・家族に対するコミュニケーション・スキルが極めて不良であり、「バッド・ニュース（悪いお知らせ）」の告知の仕方がまずいということです。コミュニケーションの語源をご存じでしょうか。ラテン語で「共有する」という意味のcommunicareだとされています。国内ではがん対策基本法（２００７年）、第二期がん対策推進基本計画（２０１２年）において、患者の意向を尊重した治療選択ができるよう、患者・家族らの心情に配慮した診断や病状の伝え方について、しっかり明記されています。また、そのコミュニケーションには、**「言語的メッセージ」**と**「非言語的メッセージ」**の２つがあります。このケースで、言語的メッセージが冷たいのは言うまでもないのですが、非言語的な部分で、患者さんや家族に顔すら向けない姿勢では、先の協働意思決定ＳＤＭは不可能です。

「がん難民」を生み出すもう一つの要因として、「対話不足」があります。悪い例でいうと、外科医は病気全体についての詳しい説明をせず、手術のことのみに終始してしまいがちです。それで治ればいいのですが、もし手術後に再発してしまった場合は、「抗がん剤が必要なので、外科は卒業。腫瘍内科に行ってください」となるわけです。腫瘍内科医は、治療の目的が患者さんに理解されないまま、エビデンス通りの抗がん剤治療のみに専念してしまいます。使える薬がなくなれば「緩和ケアに紹介します」「余命○か月」と伝えます。そして緩和ケア医は、「抗がん剤をやっている最中ならば診ない」と言い放ったり、あれやこれやと条件をつけて、診療のハードルを高くしてしまうのです。

このような状況だと、患者さんにとって本来つながっているはずの、どれも大切な一連の治療が分断して扱われ、主治医との対話も途切れ、医師との長期的な信頼関係をいつまでたっても築くことができなくなってしまいます。

Q 新薬は夢の薬ではないのですか？

A 奇跡を起こす治療薬は存在しません。新薬探しに消耗しすぎないように

選択肢が少し増えるだけ

がん難民のようになってしまわれた患者さんは、以下のようなことを口を揃えておっしゃいます。

「海外で承認されている新薬が、なぜ日本で使えないのか？」

「米国の治療ガイドラインに既に載っているのに、日本ではなぜ承認されないの？」

ひょっとしたら、新薬というと何かミラクルでも起こす治療薬のように思われているフシがあります。

しかし残念ながら、**新薬は「夢の薬」ではありません**。治療の選択肢が幾分増えるだけです。一方で、そのような新薬には、当然、新しい副作用もあります。生存期間を少し延ばす力が備わっていたとしても、治るのが難しいがんが消えたり、治ったりするような劇的な効果をもつ新薬は、今のところ世界中どこにも存在しません。

さらには、新薬には多額の研究費・開発費が投じられているため、非常に高価な薬剤であるという点も無視できません。免疫チェックポイント阻害薬がそのような問題提起を引き起こした薬であるように、日本ではコストパフォーマンスを考慮しなくても「医学的な承認」＝「保険収載」という他国ではみられないハッピーなシステムであることを、いま一度、認識しておく必要があります。

だからこそ、今後は、膨らむ一方の社会保障費を考えると、費用対効果（バリュー）というファクターも念頭に置いた新しい承認のされ方が必要になってくるでしょう。

ドラッグ・ラグにとらわれない

一方、海外では、いくら規制当局で日本に先駆けて承認されたとしても、欧米の治療ガイドラインにいち早く掲載されようが、それが患者さんのもとに届けられることとは同一ではありません。高額な治療費を支払えない患者さんや、民間保険会社と条件のいい契約をしていない患者さんの場合、現実的には日本で標準治療として扱われている薬剤ですら利用することが難しいケースはいくらでもあります。とくに米国ではがん治療のために破産してしまう患者さんも少なくありません。

そのように考えると、むしろ日本での治療選択肢のほうが多いといっていいかもしれません。というのも、国内でがん治療のために破産したという話を聞いたことがありません。なぜならば、高額療養費制度という海外に類をみない恵まれた制度があるからです。また、最近では、新しい治療薬開発がグローバルと足並みをそろえながら進むようになってきたため、「ドラッグ・ラグ」のような問題は、一昔前と比べてかなり改善されています。

明確にしておきたいのは、**日本で承認されている治療薬は、基本的にすべて保険診療として利用できる**ということです。治療費という経済的「副作用」リスクが、欧米のように大きな問題として実感されないため、日本人は新薬に対し、まるで「青い鳥」に向けるような憧れを抱いてしまうのでしょう。

なかには、ドラッグ・ラグを常に問題視し続けることをネタとしている患者団体までありますが、それほど重みのある問題ではないというのが筆者の見解です。それよりも、膨張し続ける社会保障費を鑑みて、費用対効果（バリュー）という観点からの議論も今後は不可欠でしょう。

要するに、**多少のドラッグ・ラグがあったとしても、総合的な患者利益は日本のほうに分がある**だろうということです。

そして、「何を目的とした治療なのか」を理解することも大切です。新薬への希求にエネルギーを注ぐことに対して否定はしませんが、そればかりが患者さんの真の幸福や安心に応える医療の本質かというと、少し違うような気がしてなりません。

Q がんサバイバーシップとは何ですか?

A **がんと診断されてからの生活や人生のプロセス全般のことです**

偏見や先入観をなくそう

あまり聞きなれない用語かもしれませんが、とりわけ米国では、**がんサバイバーシップ**に対する研究や啓発活動が盛んに行われています。サバイバーというからには、治療によってがんを克服した患者さんのみが対象のように思われるかもしれませんが、**治る・治らないによらず、がんと診断されてから生きていくうえでの、生活や人生のプロセス全般にある諸問題のこと**を指しています。

よく引用されるのは、32歳のときに胚細胞腫瘍と診断された米国医師による次のメッセージです（N Engl J Med 1985; 313: 270-73）。

「(興味の対象が治癒したかどうかで、がんと診断されてからの生きるプロセスや治療による諸問題を顧みないのは）溺れる人を水から引き上げる先進技術を生み出した後、水から引き上げたのだからやるべきことは終わったと考え、咳きこんで水を吐く人をそのまま放置しておくようなものだ」

要するに、川に流されて溺れ死にそうな人をとにかくつかみ取って、土手に引っ張り上げただけでよしとされていないか、というがん患者さんにとっての生きるプロセスに対する問題提起です。

実際に、次の具体的な状況に対して、がん患者さんがどれほど身体的にも精神的にも安心しながら日々の社会生活を過ごすことができているか、皆で考えてみたことはあるでしょうか。

【人間関係】夫婦、親子、兄弟姉妹、友人、職場の同僚など
【ライフイベント】結婚、妊娠、性生活、育児、介護など
【ライフスタイル】仕事、勉強、趣味、運動、食事、睡眠など

生涯で2人に1人ががんになる現代社会において、がんについて、がん患者さんについて、もっと身近な出来事として皆がサポートし合いながら建設的にがんを議論できる社会づくりを目指さないと、真に豊かな社会とはいえないでしょう。

公的支援を知ろう

がんサバイバーシップを議論するうえで、就労や経済的な問題も無視できません。「がん患者の就労等に関する実態調査」報告書（平成31年3月 東京都福祉保健局）によると、がん罹患がわかった時点で働いていた139人のステージⅢ・Ⅳ期の患者さんのうち（男性では肺がん、大腸がん、女性では乳がん、大腸がん、肺がんが多い背景でした）、その後、「有給休暇の範囲で休み仕事を継続した」方が32・4％、「病気に伴う長期休業をしながらも、復職・継続した」方が31・7％、「現在休職中だが復帰予定」の方が13・7％という結果でした。この調査によると、離職や退職する方はそれほど多くなく、身の回りで「仕事と治療を両立」している方は決して少なくないことがわかります。

にもかかわらず、身近にいる同僚が、がん患者であることを知った途端に身構えてしまったり、抵抗を示す人がいまだに少なくなく、仕事と治療の両立をサポートする制度や社会づくりがまだまだ成熟しているとはいえません。他にも、治療中や治療後の職場環境の問題、職場での相談相手や理解の問題などもきっと大なり小なり抱えているはずです。

「治療費が払えるか心配だ」「自分に適用される公的制度が何かわからない」「このような相談をどこでしたらいいのかわからない」というときには、まずは各医療機関にある「がん相談支援センター」などのがんに関する相談窓口に問い合わせてみましょう。ソーシャルワーカー（ＳＷ）やメディカルソーシャルワーカー（ＭＳＷ）に、あるいは各自治体にある相談支援室のような部署に尋ねるのもいいでしょう。また、企業に勤めている方は、社会保険労務士など社会保険制度の専門家も相談先のひとつです。次のような公的制度がありますので、一度、詳細をご確認ください。

１　医療費の負担を軽くする制度

・高額療養費制度（加入している公的医療保険の窓口）
・医療費控除（住所地管轄の税務署）

2　介護保険制度（市区町村の介護保険担当窓口、地域包括支援センター窓口など）

3　生活費などの助成や給付

・傷病手当金（職場の担当者、病院の相談支援センターなど）

・障害年金（年金事務所、病院の相談支援センターなど）

Q　メディアによるがん報道を信じていいですか？

A　メディアはがんについて基本から真摯に学ぶべきです

ＮＨＫですら「失格」

医学を取り上げる際、こと日本のメディア業界の習性としてなくならないのは、**往々にして物事を二元論的かつセンセーショナルに取り上げたがる**ということです。そして科学的根拠（エビデンス）に基づいて思考を働かせ、自ら考えて取材をする能力を欠いています。エビデンスを知るうえで不可欠である、海外の医学論文を読み解く能力も欠如しているこことが多いため、いつもゲストに頼るスタイルの報道しかできません。先述しましたが、世界中でその有効性と安全性が検証され、グローバルで広く普及していた子宮頸がん（Ｈ

PV）ワクチンを、蓋然性の低い副反応リスクのみを大きく切り取って、先進諸国で唯一、HPVワクチンが怖いもの、恐ろしいものと印象づける報道を流し続けた大手メディアの罪は看過し難いものがあります。

さらに、事実（ファクト）をフェアに正しく伝えることがジャーナリズムの使命だとするならば、がん医療に関する報道のあり方に「失格」の烙印を押さなければならないエピソードがありました。

２０１２年11月18日に放送されたＮＨＫスペシャル「がんワクチン～〝夢の治療薬〟への格闘～」は、膵臓がん患者を対象とした企業主導による臨床試験に参加した患者さんに密着するという内容のドキュメンタリー番組でした。その企業が開発したがんワクチンが、本当に効果があるのかわからないためにランダム化比較試験という方法でテスト段階中であったにもかかわらず、番組内では「新薬として承認されるべきだ」という論調で報じていました。

この臨床試験は「二重盲検」という比較試験で、患者さんはおろか医師でさえも、実際にがんワクチンが投与されたのか偽薬（プラセボ）が投与されたのかわからないことになっていたはずです。ところが番組では、まだ試験の最中にもかかわらず、「がんワクチンが投与された」患者さんが登場し、「治療を始めて４か月たっても副作用もなく体調も良好だ」と強調していたのです。まるで、このがんワクチンの企業宣伝のような内容でした。

この番組のディレクターは次のように語ります。

「副作用がないといわれるがんワクチンの効果が実証され、実用化すれば、こんなにいいことはありません。しかし、今現在それは承認されていない薬であり、使用することはできません。現場では患者と向き合う医師が、がんワクチンを希望する人々を前に『今は治験の段階で誰にでも打てるわけではありません』とお断りをしている状況です。目の前でがんに苦しんでいるのになぜ、すぐにできないのか。今、目の前でがんと闘っている人の命を助けられない現実に、もどかしさも感じてきました」

このがんワクチンは結局、膵臓がんへの効果がないということがテスト途中で判明し、倫理的側面から臨床試験は打ち切られました。

番組の冒頭では、「膵臓がんの肝転移がなくなったケース」として、実際のＣＴ画像を提示しながら、そのワクチンの効果を強調していました。

実際には抗がん剤治療も受けていたかもしれない、あるいは真偽も定かではない一例だけの都合のいいチャンピオンデータを取り上げて、一般化してしまうロジックは乱暴です。

では、いったい何例に投与されたうちの一例だったのでしょうか。分母もしっかり示すべきです。この手法は、先述したエセ免疫細胞療法クリニックなどが使う手口とまったく同様であることを認識すべきでしょう。どうやら、このワクチンを手がけていた企業の大株主である医師が、投資家向けにNHKを利用して宣伝していたことが疑われています。

NHKスペシャルほどの素晴らしい報道番組だからこそ、バイアスだらけの内容で報じ、がん患者さんをイタズラに惑わすだけに終わったことが残念で仕方がありません。

ワイドショーネタのようにしか扱えない

とくに芸能人のがん報道で気をつけなければいけないのは、「がん」というものへの負のイメージをあおっていないか、という点です。いまだに「抗がん剤の副作用はつらい」「モルヒネは怖い」という主観で、人々に漠然とした不安を抱かせたり、興味本位で生存率を取り上げ「がん＝死」といった不幸なイメージのみを伝えようとします。テレビやドラマでも、ステージⅣだと「余命○か月」という悲劇的な捉え方ばかりが目につきます。

がんという病気と向き合っているのは、報道される著名人や芸能人だけの話ではありません。がんと共存しながら明るくすごしている、あるいは現在も治療を一生懸命がんばっている、スポットライトを浴びることもない多くの患者さんたちが、社会には数え切れないほど多くいらっしゃいます。前向きにがんと向き合い、普段通りの社会生活や日常生活を営まれている方々が、「がんは怖い病気」だと不安をあおるだけの報道を目にしたとき、いったいどんな気持ちになるでしょうか。

がんへの偏見や先入観のみで、いつまでもワイドショーネタのようにしか扱えないメディアの報道姿勢は情感に訴えるだけで未熟なままといえるでしょう。メディアは、もっと「がん」について、「がん患者」について真摯に学ぶべきだと思います。

がん医療を扱う日本のメディア報道は、反射的に注意を引かせるためにセンセーショナルな話題を中心にしがちです。しかし、一般への影響力が大きいだけに、真に有益な啓蒙・教育につながるような情報発信を心がけてほしいと思います。

Q エセ医学に引き寄せられないためにどうすべきですか？

A 賢い医学リテラシーを育む努力をしましょう

情報を正しく選択する

長引くコロナ禍で、相も変わらず、医学の話題といえば新型コロナウイルス感染症関連の論議ばかりがワイドショーやSNSを中心に繰り広げられています。新型コロナウイルスだと、すごく身近にリスクが迫っている事柄のせいか、SNS上などではさまざまな世界中の科学的根拠（エビデンス）がタイムリーに共有され、個人個人で一定の解釈が求められるようになっているのは医学リテラシーのそれなりの進歩だと思います。

一方で、相も変わらず偏った医療否定論者のノイズや、とりわけテレビメディアでは、面白おかしく視聴率をとるために、根拠のない言い切り型の無責任なコメンテーターや評論家、自称専門家で溢れています。読者の皆さんにお伝えしておきたいのは、聞こえのいい、頭を使わずとも直感的に感情を掻き立てられるような医学情報には慎重な吟味が必要だということです。

日常でわからないことがあれば、すぐにインターネットで検索するくせがついてしまっている方は多いかと思います。しかし、がんの情報になると途端に内容が怪しくなってくるのは否めません。どんな情報が自分にとって有益であり、何を知ればベストな医療につながることができるかまでは、検索エンジンは教えてくれないでしょう。

少し古い調査データですが、次のようなエビデンスがあるので紹介します。

日本のＹａｈｏｏやＧｏｏｇｌｅという皆さんが普段利用している検索エンジンで、「肺がん」というキーワードを入れて検索すると、**正しい医学情報に上位でアクセスできる確率はなんと50％にも満たなかった**というのです（J Thorac Oncol 2009; 4: 829-33）。実際にヒットしてくるクリニックや民間施設からの情報に関していうと、信用できる情報は０％という結果でした。ちなみに、米国のＹａｈｏｏとＧｏｏｇｌｅに対しても同様に調査されているのですが、信頼できる情報の上位ヒット率はそれぞれ72％、80％と、米国のインターネット上では法的規制がしっかりと行き届いていることを意味しています。古い調査データとはいえ、当時と比較して、それほどネット空間の規制が厳しくなったという印象はありません。筆者のクリニックに相談に訪れる患者さんのなかにも、「インターネットのブログではこう書いてあった」、「(ヒットした) この病院ではこのような先端医療を行っているからやってほしい」など根拠薄弱な話を主張される方が少なくありません。

とりわけ国内の現状は、SNS、インターネットはがん患者さんを間違った方向に誘導するリスクのある世界だということを、しっかり自覚しておいたほうがいいでしょう。そうなると、患者さん一人ひとりが、身の回りにある膨大な情報の中から正しく情報を選択し、正しく吟味するための賢い「がんリテラシー」をご自身で育まなくてはいけないということです。

ビジネスシーンや日常生活においては、胡散くさいものや、ロジックが成立しない怪しげなものに対し、「それって本当なの?」「根拠はなに?」と批判的な吟味を働かせることはさほど難しくないはずです。ところが、いざ「がん」という病気が現実問題として訪れると、不安や心配といった普段とは異なる心理・精神状態から、「早く何とか解決させたい」「がんに効くなら何でもやってみたい」という思いが生じてしまいます。

そうなると、普段はどれほど教養水準の高い聡明な人でも、感情を掻き立てられる「ニセの希望」を点灯し続けているエセ医学や詐欺的医療に容易に引き寄せられてしまうのです。そうした患者さんをこれまで数多く目の当たりにしてきました。

がんと向き合うことは、自身の人生と向き合うこと

とても残念なことですが、医師の「性善説」は、かなり怪しいものとなっています。いつごろからか「ヒポクラテスの誓い」や「医は仁術」という言葉で表現されてきた「医の倫理」や「利他の精神」は衰退し始め、利己ばかりを追求する医師の数が増加しているのは悲しい事実だといえます。患者さんの利益よりも、己の金儲けが先立つ医師が、これからもさらに増え続けていくことでしょう。

したがって、患者サイドの心理として「お医者さまだからきっと最善を尽くしてくれるはず」という見方には、もはや限界があるだけでなく、選択の仕方を間違えるとむしろ大きなリスクがあるといっても過言ではないでしょう。

がんという病気は不確かなことが多く、いくら最善を尽くしても、必ずしも期待通りの

結果に至るとは限りません。いくら医学が進歩しようとも、確実な成果をあげる治療やゼロリスクなどもありません。だからこそ、それらを理解したうえで、過去には経験しえなかったような複雑さのなかで、重要な選択や意思決定をしなくてはいけません。

世にあるさまざまな医学情報と向き合ったとき、ご自身のがんのこと、治療のことについて、しっかり吟味できる力を養ってほしいと思います。

「がん」はある意味「自己」であり、がんと向き合うことは自身の人生と向き合うことに等しいような気がします。一人ひとりが賢い「がんリテラシー」を身につけることとは、自身の「人生」について、「命のあり方」について、しっかりと考える機会でもあります。そして、自分らしい時間や日々を、一日でも長くできるかぎり笑顔で過ごしてほしいと心から願いながら、筆を置きたいと思います。

あとがき

前作『大場先生、がん治療の本当の話を教えてください』以来、一般読者向けの執筆は約6年ぶりとなります。当初のモチベーションは、蔓延するエセ医学に対する警告と、読者のがん情報リテラシー向上にあったのですが、あれから数年がたった現在、事態はどうなっているでしょうか。

相も変わらず、「がん」をテーマとした書籍のAmazonランキングで上位を占めるのはエセ医学本ばかりです。書店の「家庭の医学」コーナーでも、平然と同様な類いの本が平積みにされています。インターネットやSNSの世界をみると、何らかの思惑が働いているとしか思えないほどトンデモ情報が跋扈し、厄介なのはそれらに賛同してしまう人たちが少なくないことです。

医学の進歩によって抗がん剤のレパートリーや治療戦略のバリエーションが増え、患者さんの生存予後の向上がみられるようになったのは非常に喜ばしい話です。一方で、患者さんの立場で考えると、生活や人生において本当に笑顔や幸福度が増えているのであればよいのですが、治療成績や延命に焦点が当たりすぎているせいか、医学の高度化によって、むしろ信頼できる「主治医」の存在が希薄になる現象もあちこちで目立つようになっています。手術で頼りにしていた外科医から、再発したから外科でやるべきことは終わったので腫瘍内科へ行くようにといわれ、腫瘍内科医からは使える抗がん剤がなくなったから近隣で緩和ケア科を探すようにといわれ、ようやく辿り着いた緩和ケア医からはいろいろな条件をつけられた挙句に、結局のらりくらりとかわされながら真剣に向き合ってくれない、そのような冷たい専門分業制の狭間でつらい思いをされている患者さんは年々、増えているようにも思います。

そのような事情を知ってか、不安でいっぱいの患者さんの心理につけ込むことで、日本は世界でもっともインチキ免疫細胞療法や詐欺的民間療法が横行する国となってしまいました。高度化した医療が患者さんにとって冷たいものとして映る側面があることで、新たな不幸を生み出す病理にも目を向けてほしいと思います。

医学はこの先もますます進歩し、専門性がさらに細分化されていくことでしょう。だからといって、溢れる情報に翻弄されることで、患者さんにとって本当に大切なものを見失ってはいけません。良好な信頼関係を築ける主治医と出会いたい。詐欺的医療に騙されないで、最高の治療を選択したい。そのような要望に少しでも応えられるよう、僭越ながら現場の視点から、私なりの指南を綴ってみた次第です。決して「がん」に限った話ではないのかもしれませんが、自分の命、生活、人生に直接関わる病気であるからこそ、身近にある医療、人、情報について、客観的にしっかりと吟味できるようにしておくことは、これからますます必要になってくるでしょう。日本人にとって、もはや「がん」は国民病となってしまっている現状で、本書を手に取ってくださった方が、ご自身の人生や生き方を、これまで以上によくみつめ直す機会につながることを願ってやみません。

私は、2021年春に東京都豊島区に「東京目白クリニック」を立ち上げました。クリニックというと下手《したて》にみられる風潮がありますが、大学病院やがん専門センター病院と同水準以上のがん診療を身近なクリニックで提供することを理念としています。社会的意義として、がん患者さんにとっての生活や時間はとても大切であり、お仕事や趣味などと両立させながら、質の高いがん治療がクリニックでも受けられるよう実践していますので、もし何かお困りのことがありましたら気軽にご相談ください。

当初は、前作の改訂の意味合いで筆を取りはじめたのですが、予想よりもお伝えしたい事項がはるかに多いことがわかり、新たな書籍としての出版となりました。多大なるご迷惑をおかけしました扶桑社の編集部スタッフの方々にお詫びするとともに、決して売るための本ではなく、正しい情報を広く普及させたいという思いに共感してくださった出版社の良心に厚くお礼を申し上げます。

最後になりますが、がん患者さん一人ひとりには、それぞれの人生があり、生活があり、価値観もきっとさまざまでしょう。共通して言えることは、本書が、がんという病気であっても、いつも希望をもち続けながら、明るく前に進むことができる一助になればと心から願っています。

2022年7月吉日

大場　大

本書は、２０１６年11月に小社より刊行された『大場先生、がん治療の本当の話を教えてください』に、大幅に加筆・修正を加えて新書化したものです。

大場　大（おおば　まさる）
1972年、石川県生まれ。外科医、腫瘍内科医。医学博士。金沢大学医学部卒業後、がん研有明病院、東京大学医学部肝胆膵外科助教を経て、2021年に「東京目白クリニック」を開設。順天堂大学医学部肝胆膵外科非常勤講師も兼任。著書に『がんとの賢い闘い方―「近藤誠理論」徹底批判』（新潮新書）、『東大病院を辞めたから言える「がん」の話』（PHP新書）、『大場先生、がん治療の本当の話を教えてください』（小社刊）などがある。

扶桑社新書 444

最高のがん治療、
最低のがん治療
～日本で横行するエセ医学に騙されるな！～

発行日 2022年9月1日　初版第1刷発行

著　　者………大場 大
発 行 者………小池 英彦
発 行 所………株式会社 扶桑社
〒105-8070
東京都港区芝浦1-1-1 浜松町ビルディング
電話 03-6368-8870（編集）
03-6368-8891（郵便室）
www.fusosha.co.jp

DTP制作………Office SASAI
印刷・製本………中央精版印刷株式会社

Printed in Japan　ISBN 978-4-594-09267-2